1 分钟儿童小百科

人体小百科

介于童书 / 编著

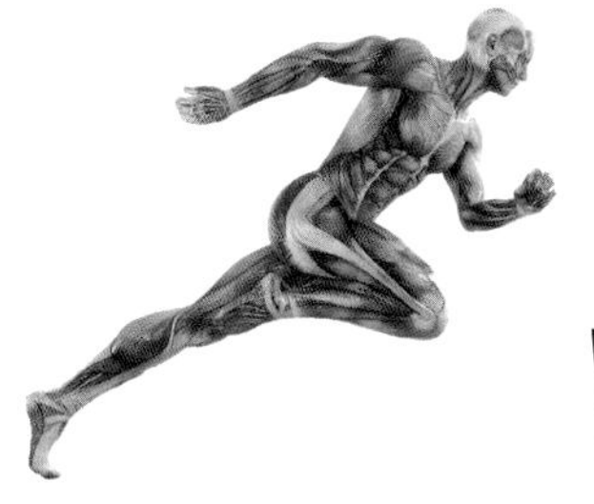

江苏凤凰科学技术出版社 · 南京

图书在版编目（CIP）数据

人体小百科 / 介于童书编著 . — 南京 : 江苏凤凰科学技术出版社, 2021.3（2022.8 重印）
（1 分钟儿童小百科）
ISBN 978-7-5713-1521-4

Ⅰ . ①人… Ⅱ . ①介… Ⅲ . ①人体 – 儿童读物 Ⅳ . ①R32-49

中国版本图书馆 CIP 数据核字 (2020) 第 216614 号

1分钟儿童小百科

人体小百科

编　　著	介于童书
责任编辑	倪　敏
责任校对	仲　敏
责任监制	方　晨
出版发行	江苏凤凰科学技术出版社
出版社地址	南京市湖南路 1 号 A 楼，邮编：210009
出版社网址	http://www.pspress.cn
印　　刷	北京博海升彩色印刷有限公司
开　　本	710 mm × 1 000 mm　1/24
印　　张	6
字　　数	18 000
版　　次	2021年3月第1版
印　　次	2022年8月第5次印刷
标准书号	ISBN 978-7-5713-1521-4
定　　价	39.80元（精）

图书如有印装质量问题，可随时向我社印务部调换。

扫一扫　听一听

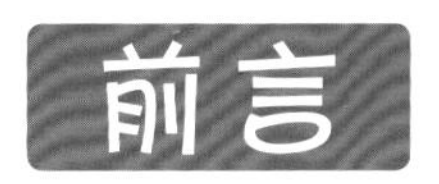

前言

我们的身体是由一个特别小的细胞发育而成的，它是最神奇的造物之一。从最外层的皮肤，到坚硬的骨骼、柔韧的肌肉，再到各个内脏器官、大脑及神经系统，它们既各司其职，又相互合作，共同维系着我们的生命。哪怕是再自然不过的呼吸，对我们的身体来说都有着相当复杂的工作程序，更不用说思考问题、唱歌跳舞、画画写字了。

为了让孩子们了解自己熟悉又陌生的身体，本书用简洁形象的语言，搭配丰富多彩的图片，全方位解读人体组织结构及相关知识，为孩子们揭开人体的神奇密码，带领孩子们开启一场别开生面的人体探索之旅。

目录

骨骼和肌肉

心脏和血液

脑和脑神经

感觉和感觉器

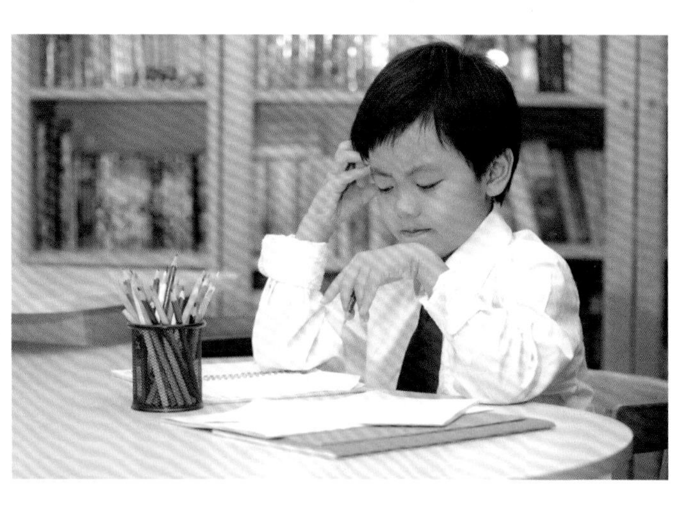

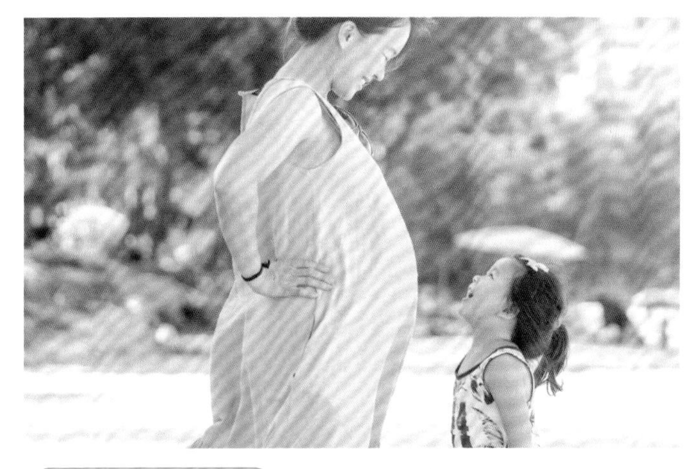

gǔ gé hé jī ròu
骨骼和肌肉

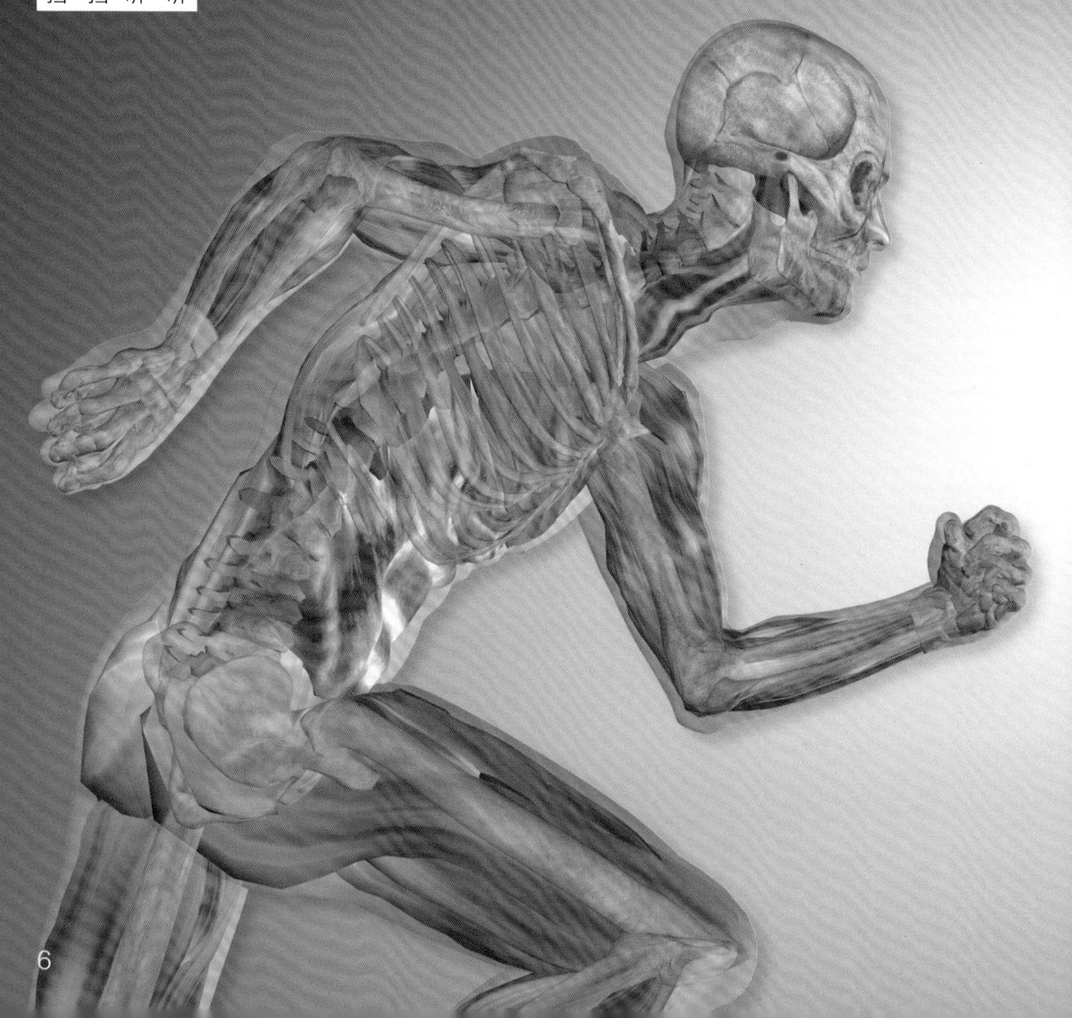

想象一下，如果我们身体里没有骨骼或肌肉，会是什么结果呢？我们还能站立、弯腰、走路、跑动吗？还能皱眉、流泪、大笑吗？答案是否定的。我们之所以能够做出不同的动作、展现不同的表情，跟骨骼、肌肉及关节的相互配合是分不开的。它们的主要作用就是支撑、保护我们的身体，维持我们的各种运动。

骨骼

骨骼是一种坚硬而富有弹性的器官，主要由骨组织构成，按部位可以分为中轴骨和四肢骨两部分。其中，中轴骨包括颅骨和躯干骨，二者均位于身体的中央位置，一共由80块骨骼构成。四肢骨由上肢骨、下肢骨及将它们连接到中轴骨的肢带骨组成，一共包含126块骨骼。

你知道吗？

我们的骨骼虽然比钢铁还要坚硬，但重量却很轻，大约只占身体总重量的20%。而且，骨骼并不是一成不变的，刚出生时，骨骼大都是软骨，随着年龄的增长，这些软骨才慢慢变成坚硬的骨头。

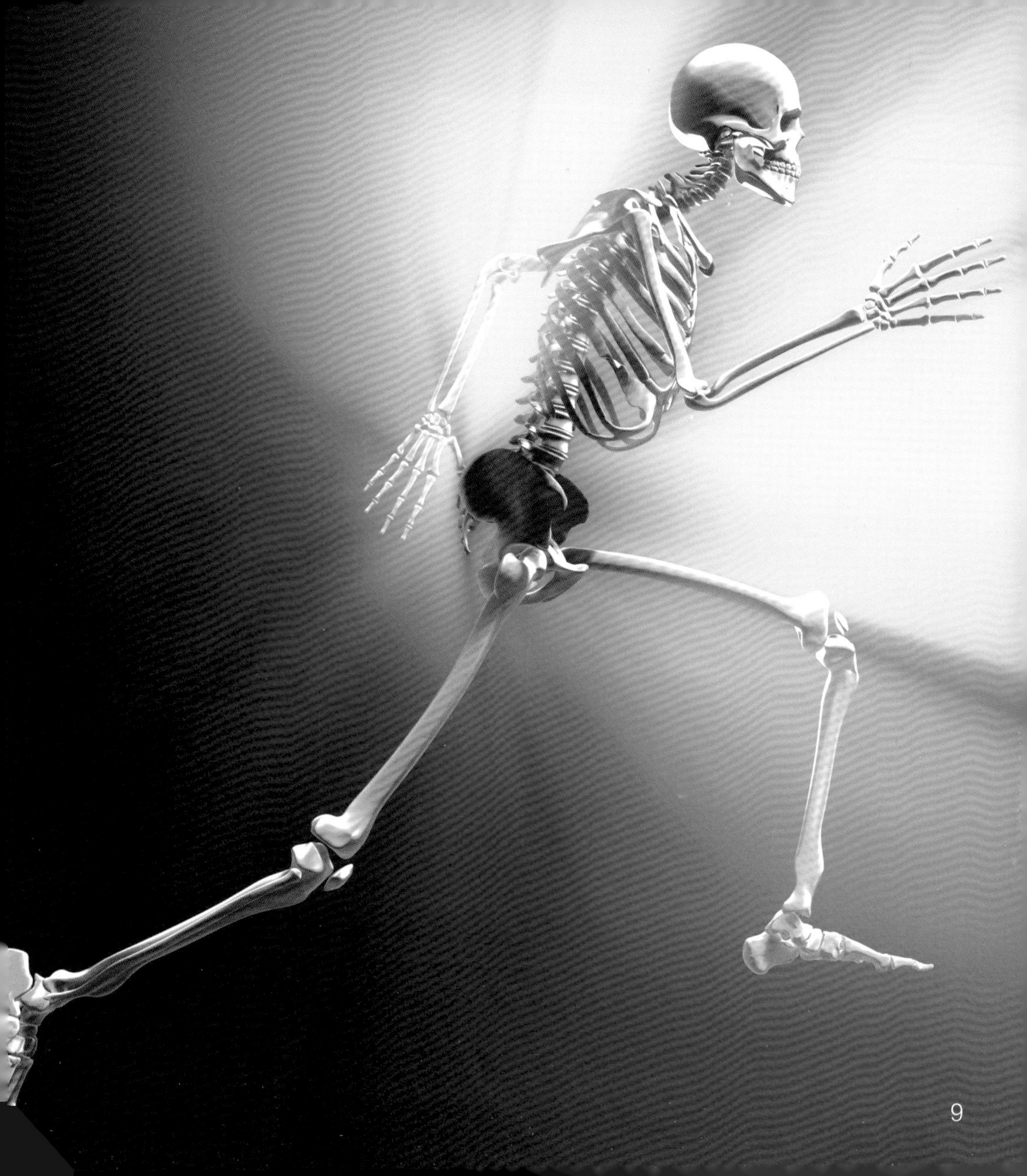

骨骼的功能

骨骼主要有保护、支持、造血、运动等功能。保护功能是指保护身体内部的重要器官，如颅骨保护脑；支持功能是指骨骼构成骨架，用以维持坐、立等各种姿势；造血功能是指骨骼内的骨髓可以制造红细胞和白细胞；运动功能是指骨骼和肌肉、关节等一起产生并传递力量，使身体活动。

你知道吗？

骨骼的健康需要很多营养成分来维持，如钙、维生素D、蛋白质、钾、镁等。如果缺乏某种营养成分，骨骼就会出现“症状”，如钙摄入不足时容易引发骨折，维生素D摄入不足时容易引发“软骨病”。

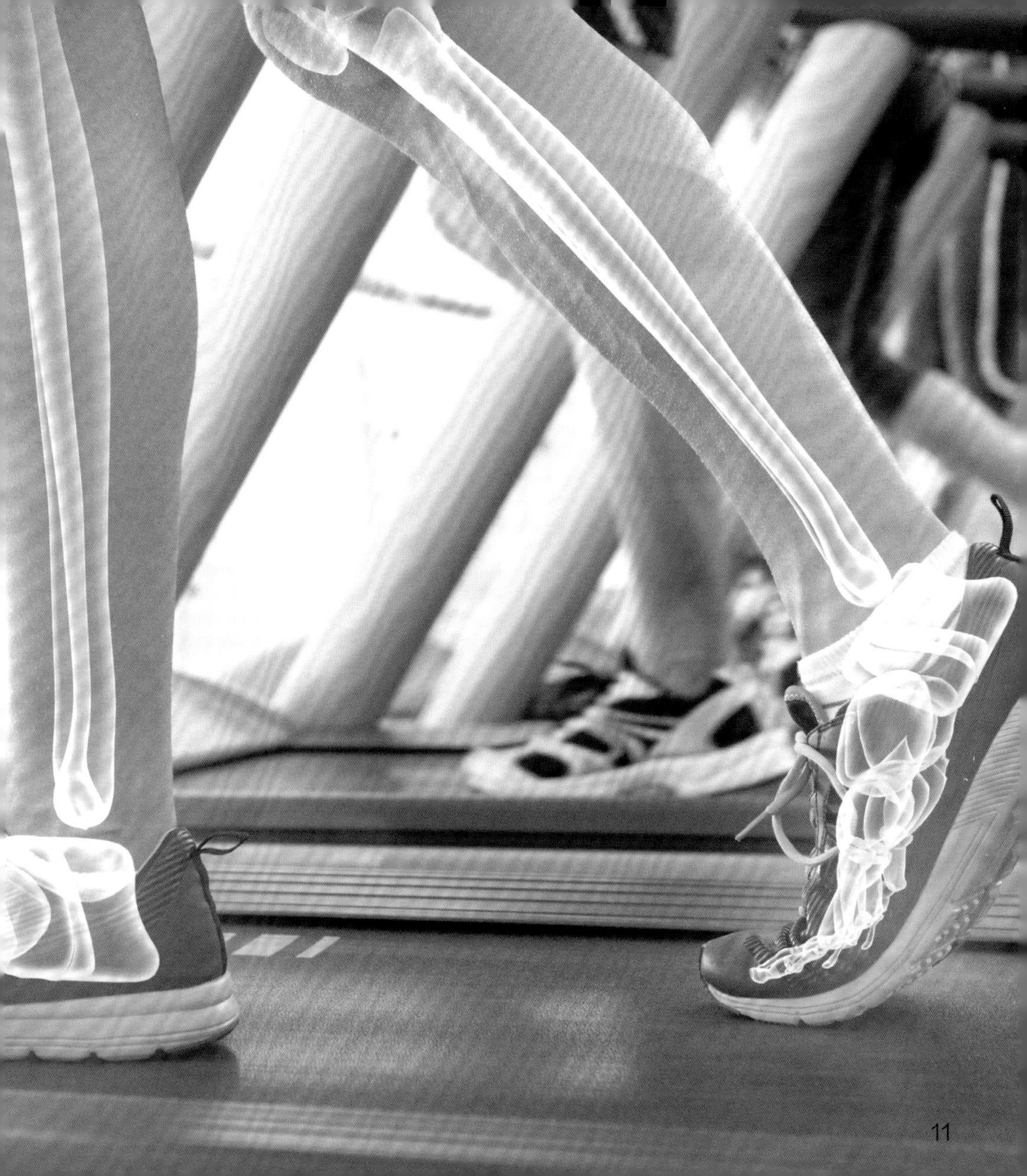

骨骼的结构

骨骼是由有机物和无机物组成的。有机物主要是胶原蛋白；无机物主要是钙和磷，能使骨骼有一定的硬度。人的骨骼主要包含骨膜、骨质和骨髓这三大结构。骨膜是骨骼表面覆盖的坚固的结缔组织，有丰富的血管、神经等；骨质分骨密质和骨松质两种；骨髓填充在骨髓腔和骨松质的空隙内，分为红骨髓和黄骨髓，其中红骨髓有造血功能。

你知道吗？

胎儿、幼儿的骨髓全是红骨髓。成年之后，长骨骨干内的红骨髓逐渐被脂肪组织代替，称为黄骨髓。

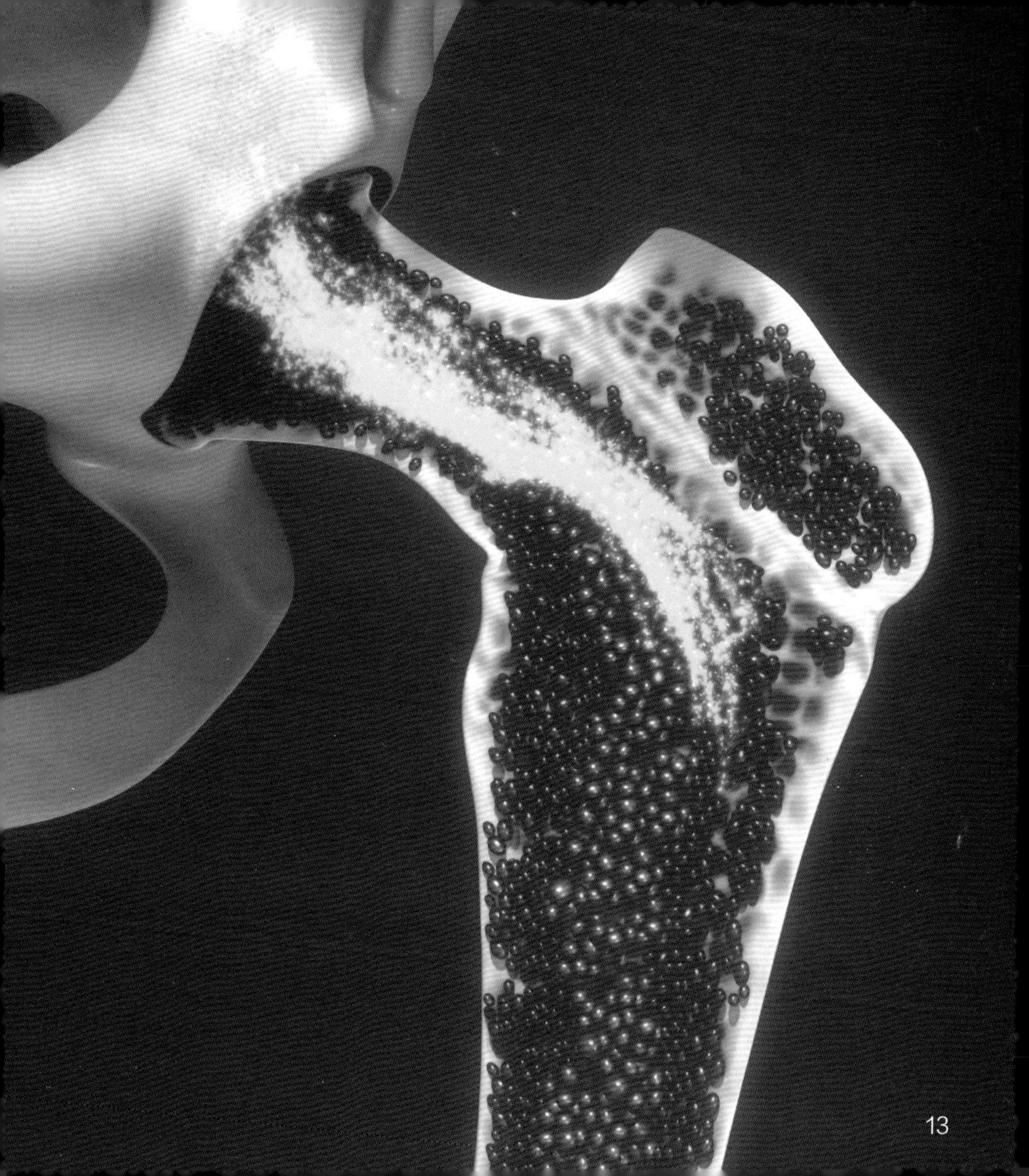

坚硬的颅骨

颅骨是骨骼系统中结构最复杂的部分之一，位于中轴骨的上方，由脑颅骨和面颅骨组成。脑颅骨共8块，它们围成一个非常坚固的颅腔，保护着脑。面颅骨共15块，它们构成了眼眶、鼻腔、口腔和面部的骨架。在所有的颅骨中，只有下颌骨可以自由地活动，这样我们就可以张口说话、吃东西了。

你知道吗？

鼻子周围的一些颅骨中有充满空气的腔洞，叫作鼻窦。鼻窦既可以减轻头颅的重量，又可以用作共鸣箱，从而使我们发出独具特色的声音。

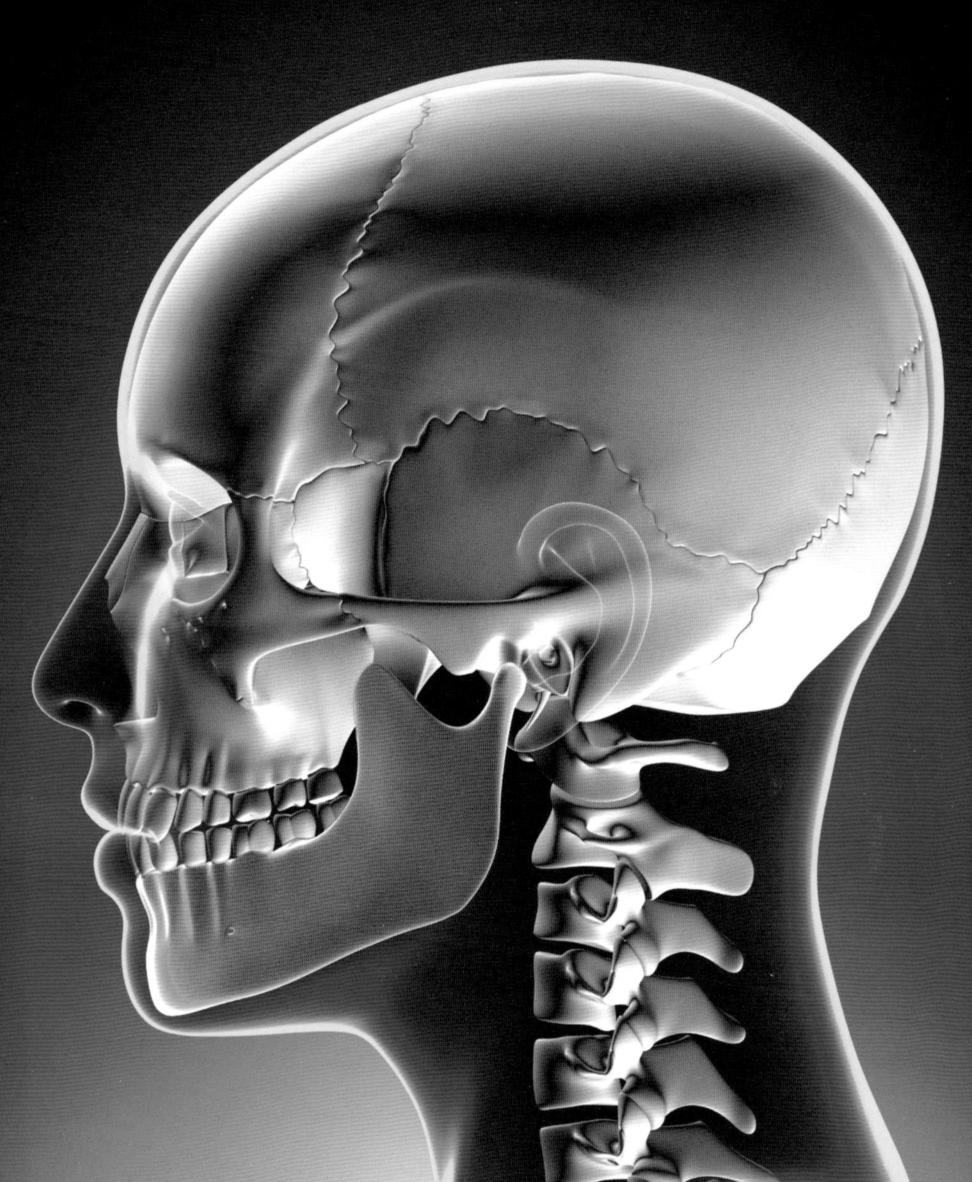

弯曲的脊柱

人体的脊柱由环状的椎骨构成，整体呈“S”形。其中，颈椎骨7块，支撑着头部；胸椎骨12块，可以承受重力、缓解冲力；腰椎骨5块，支撑着上体的大部分重量；骶骨和尾骨各1块，共同构成脊柱的尾端。椎骨之间通过关节、椎间盘、韧带等相连结，使得脊柱非常灵活。这样我们才可以做出前屈、后伸、侧屈等动作。

你知道吗？

椎骨由椎体和椎弓组成。椎体和椎弓围绕构成的孔，称为椎孔。脊柱上所有椎骨的椎孔连接起来，就形成一个椎管。脊髓就藏在椎管里面。

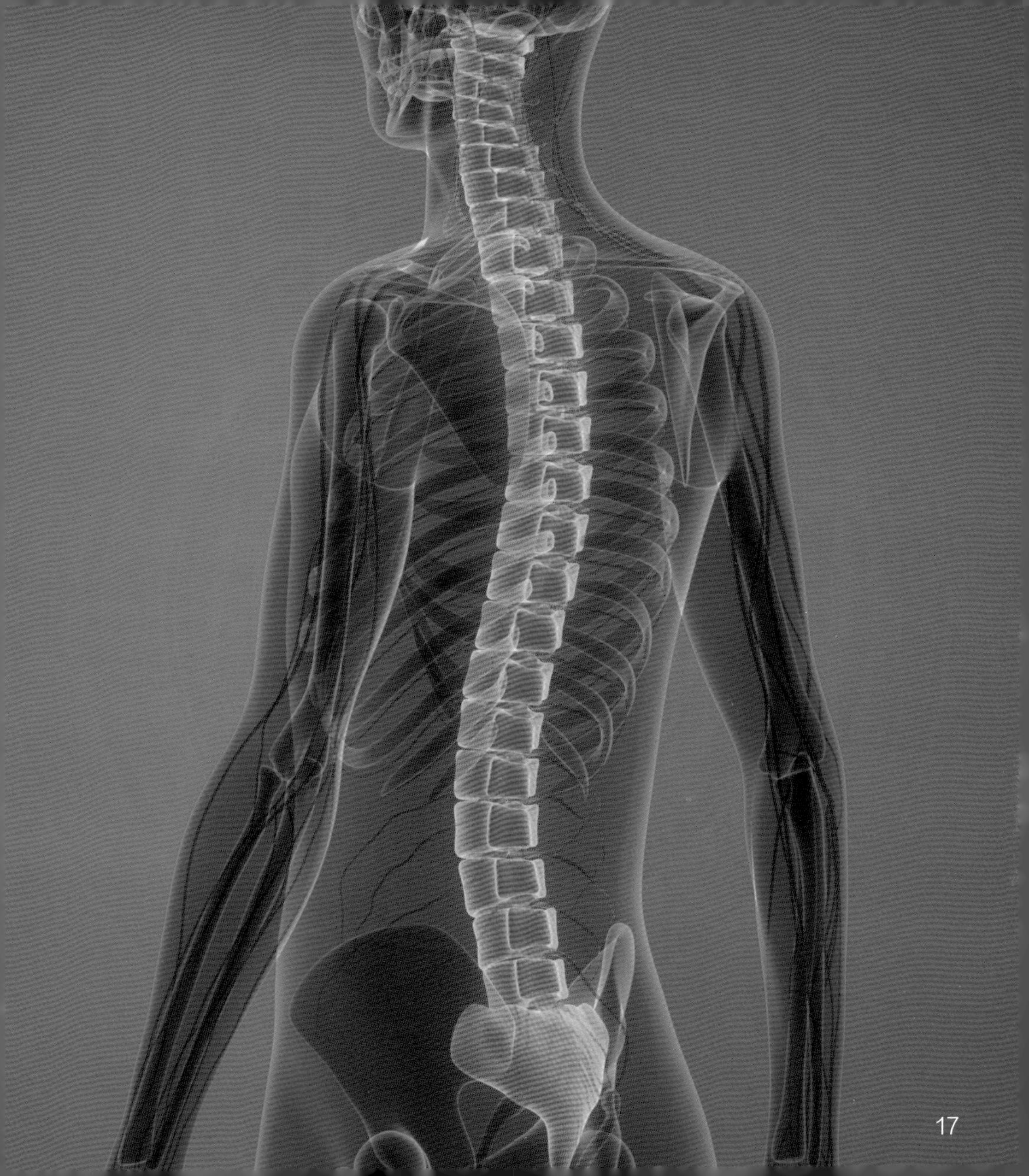

活动的关节

骨头与骨头连接的地方就是关节。有些关节是固定的，比如骨缝；但大部分关节都可以自由活动，这类关节被称作可动关节。关节主要包括关节面、关节腔和关节囊，这三部分是关节的最基本结构。关节囊内层的滑膜，主要作用是营养骨骼，并与关节滑液一起维持与保护关节的正常作用。关节的连接作用也使得骨骼系统具有稳定性。

你知道吗？

如果受到突然的击打或猛烈的碰撞，骨头有可能会离开正常的位置，这就是关节脱位，也叫作脱臼。关节脱位时除了会特别痛，还会使关节丧失正常的活动能力，甚至导致关节部位出现变形。骨科医生可以通过外力使关节复位。

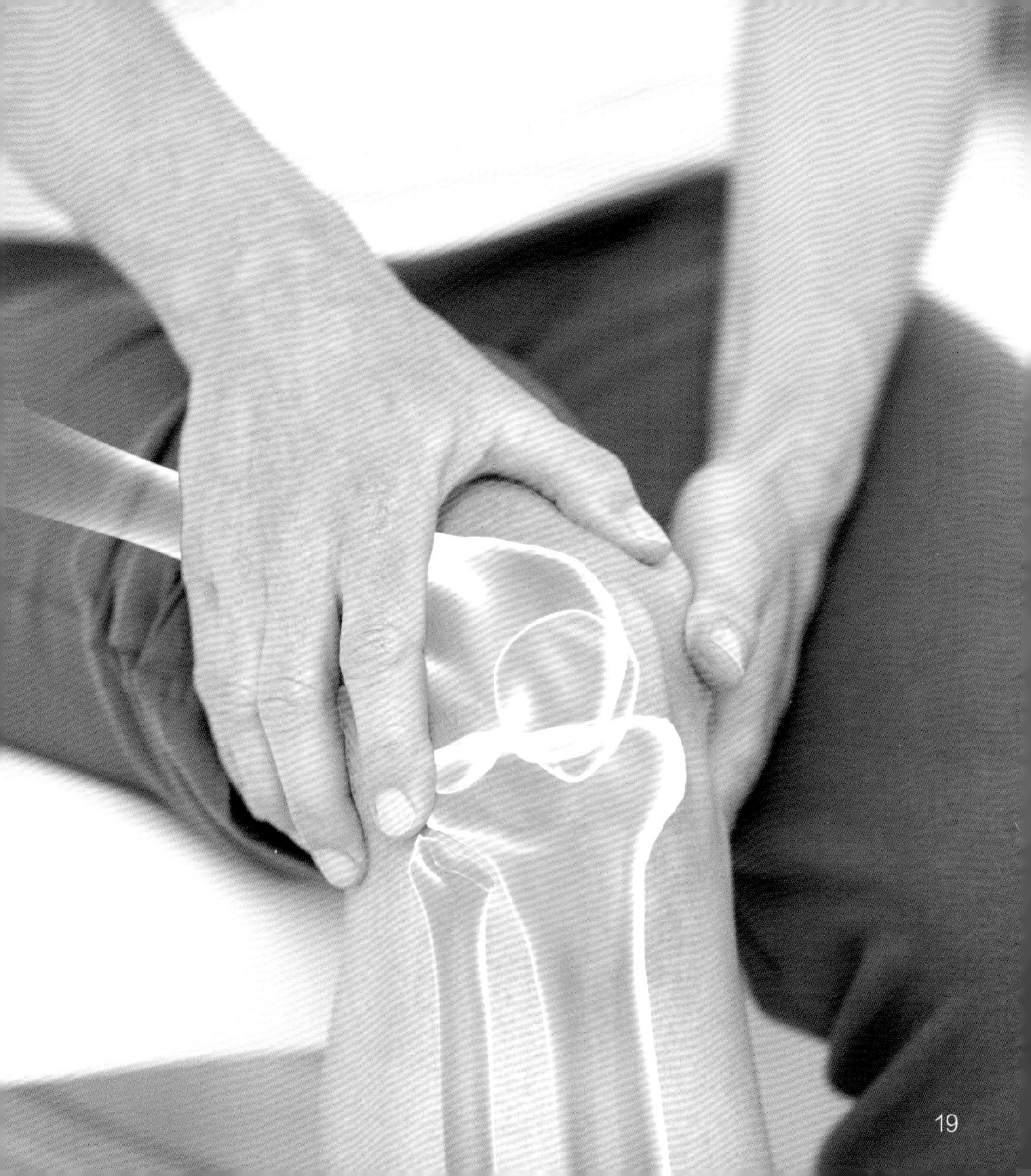

肌肉的分类

根据结构和功能的不同，可以将肌肉分为骨骼肌、平滑肌、心肌三种。骨骼肌是可以看到和感觉到的，一般附着在骨骼上。骨骼肌通过收缩牵引骨骼，所以我们才可以动。健身的人锻炼的就是骨骼肌。平滑肌是很多器官的组成部分，如胃、肠道等。心肌是构成心壁的主要部分，负责维持心脏搏动。

你知道吗？

为了使我们的身体保持直立状态，某些骨骼肌需要不停歇地工作，尤其是背肌和颈肌。只有在我们睡着时，它们才能得到休息。

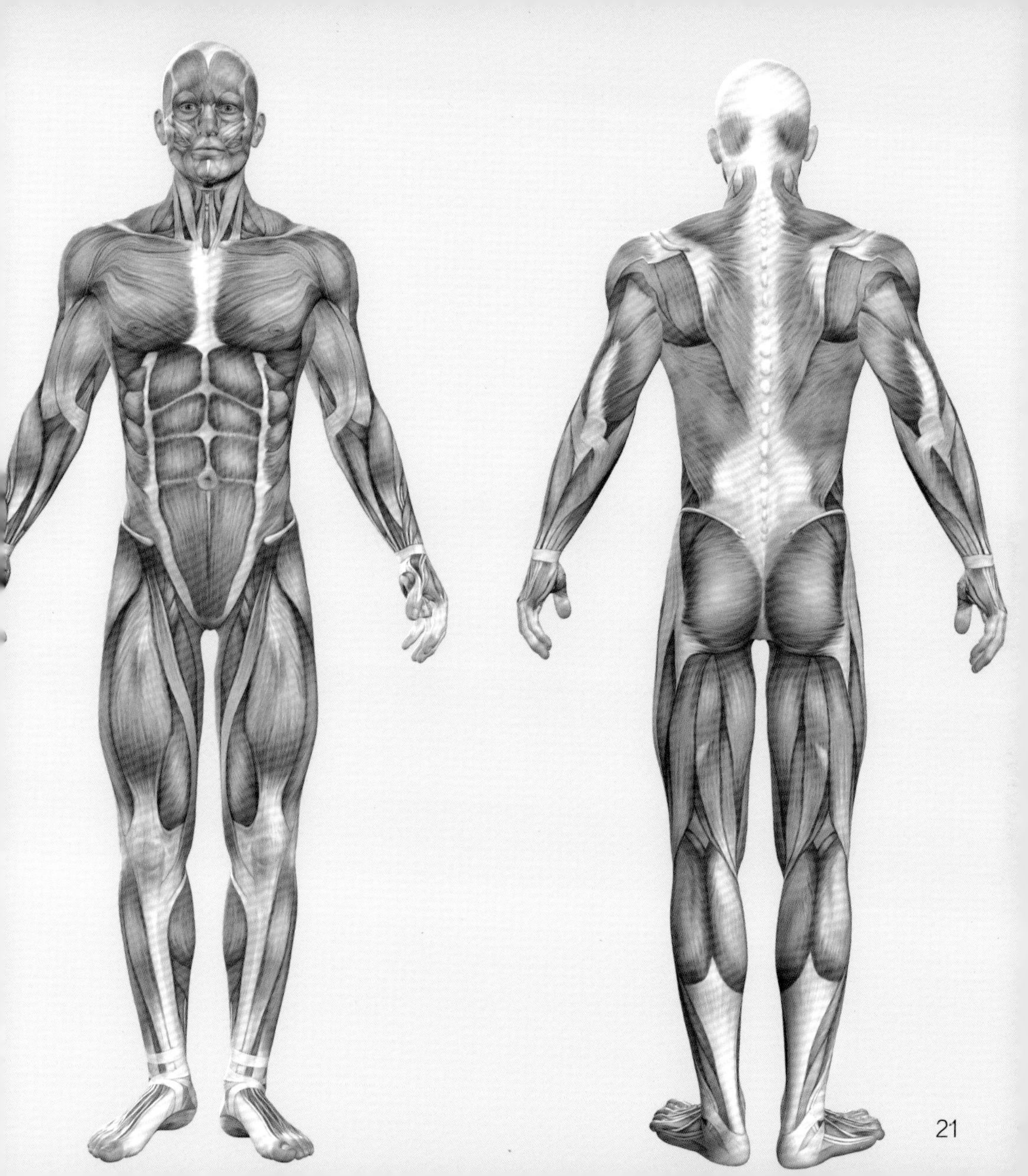

身体动作

我们身体所有的动作，从最简单的眨眼睛到说话、吃东西，再到复杂的游泳、骑车，都依赖于肌肉收缩。肌肉跟很多神经相连，当我们想要进行某个动作时，大脑就会发出信号。这些信号通过神经里的神经元传达给肌肉。肌肉接到信号后就会收缩变短，从而拉动骨骼，使我们做出相应的动作。

你知道吗？

肌肉需要能量才能完成工作，这些能量来自食物，通过血液循环输送到肌肉。肉类、鱼类、蛋类等含蛋白质较多的食物，以及面包、米饭、土豆等富含碳水化合物的食物，可以更好地给肌肉提供所需能量。

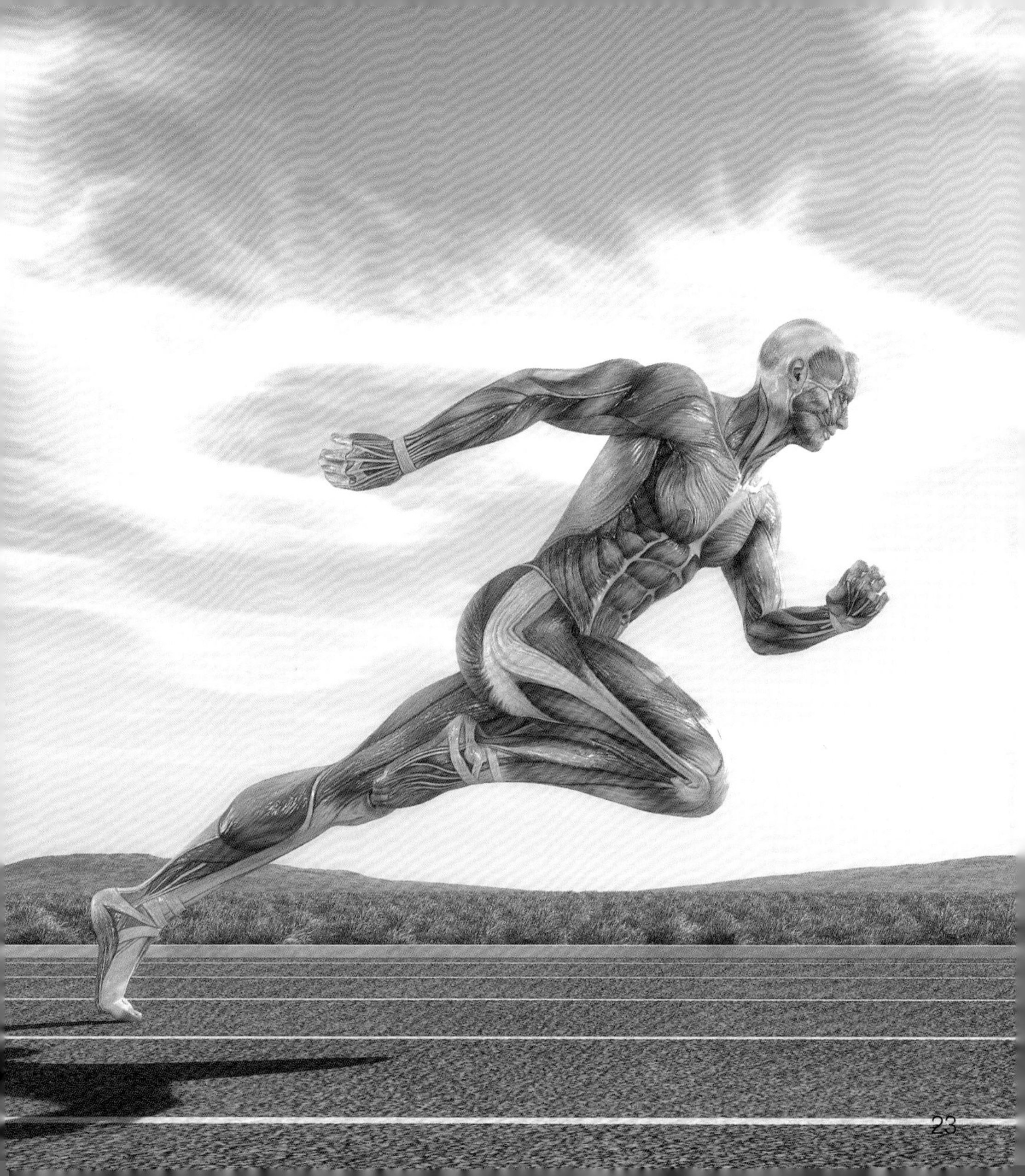

面部表情

我们的情绪大多会通过面部表情表现出来，例如：开心微笑时，眼睛会眯起来，嘴角会上翘；悲伤时则眉眼下垂，嘴角下拉。控制面部表情的是覆盖在面部的薄薄的一层肌肉，被称作面肌。面肌并不能拉动骨骼，而是在脑神经的控制下，通过牵动面部皮肤来呈现不同的表情。

你知道吗？

有研究认为，我们人类能够做出大约7 000种不同的表情。除了高兴、悲伤、惊讶、害怕、厌恶等基本表情，还有许许多多种表情的持续时间都特别短，甚至连1秒都不到，所以很难被捕捉到。

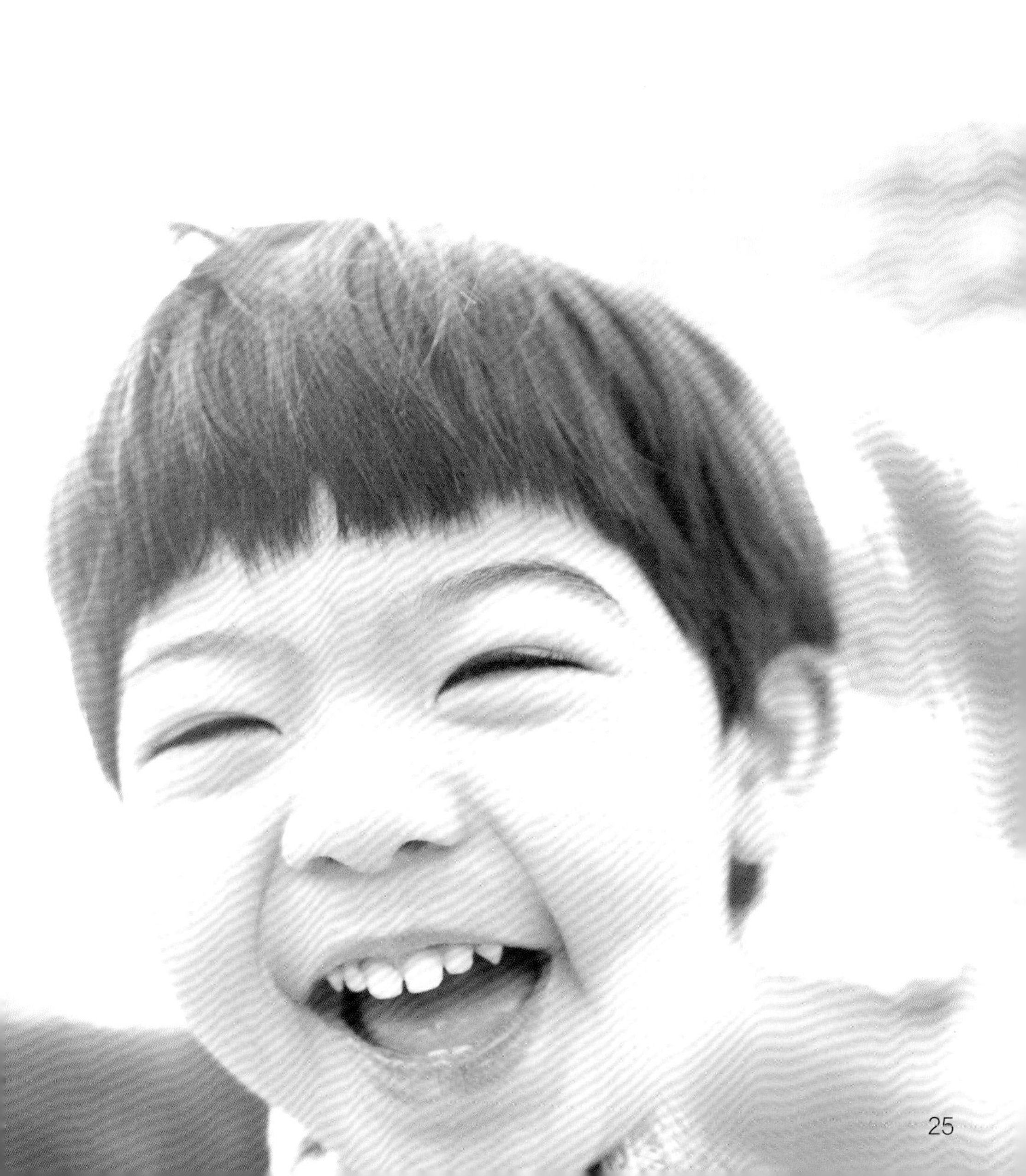

xīn zàng hé xuè yè
心脏和血液

我们的心脏大小跟自己的拳头差不多，形状很像一颗桃子，它是我们身体里最重要的器官之一。心脏一刻不停地辛勤工作着，每天都要搏动数十万次，将含有氧气和营养物质的血液，通过遍布全身的血管输送到各个器官和组织，同时带走身体所产生的二氧化碳等废物，以维持我们的生命。

心脏的结构

人的心脏位于胸腔中部偏左下方的位置，是由一种特殊的肌肉组织——心肌构成的。心脏分为左右两部分，左心包括左心房和左心室，右心包括右心房和右心室。心房和心室之间互不相通，中间有瓣膜。这些瓣膜只朝向心室开放，也就是说，血液只能由心房流入心室，而不能倒流。

你知道吗？

1967年12月3日，在南非开普敦的一家医院里，外科医生克里斯蒂安·巴纳德为一名53岁的心脏病患者进行了心脏移植手术。这是世界上第一例成功的心脏移植手术，开了心脏移植的先河。

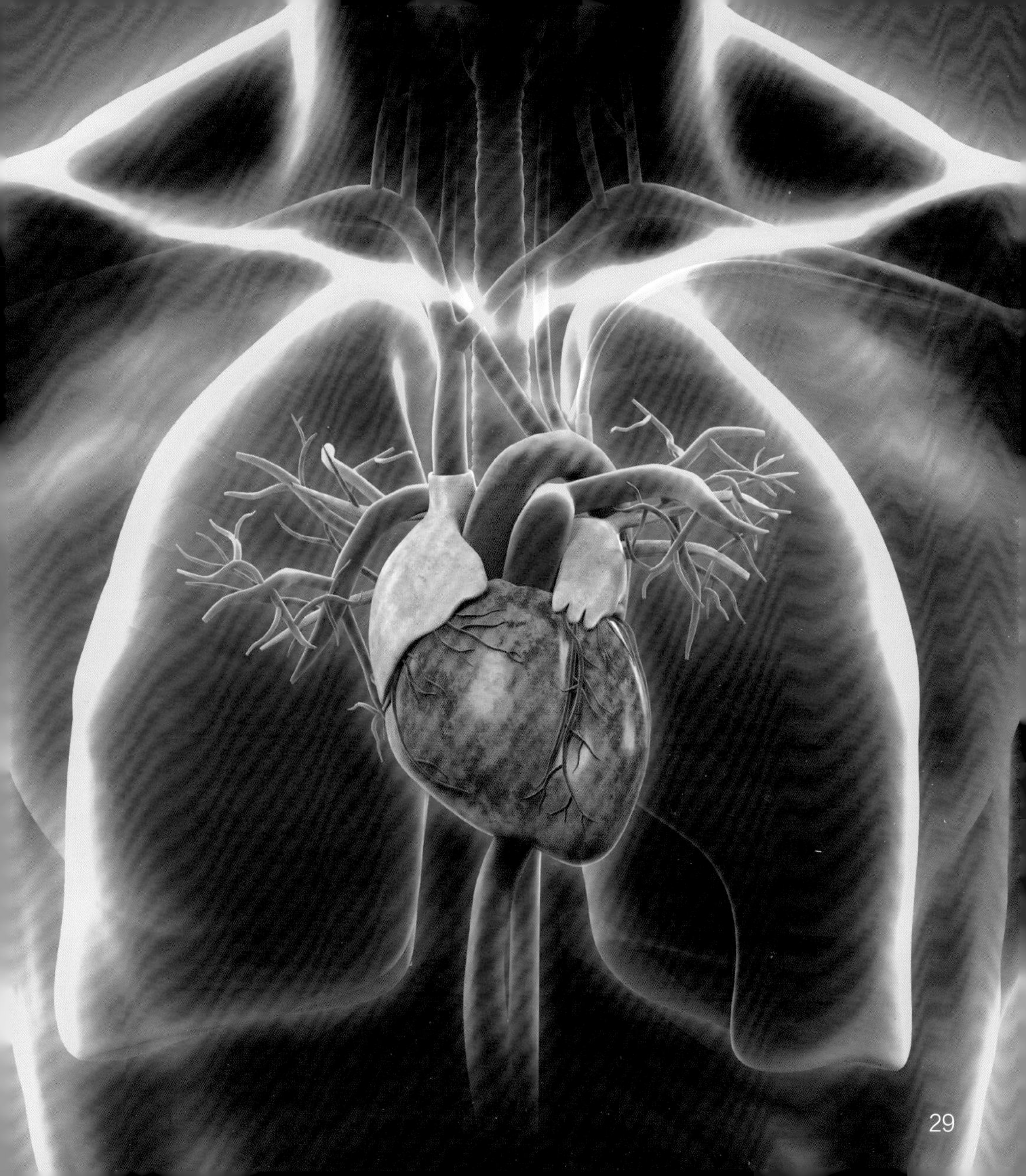

不知疲倦的“泵”

我们的心脏就像一个天然的动力泵，它通过有规律的收缩和舒张，并借助瓣膜的导入作用，将心房中的血液抽入心室，再从心室射入动脉。右心室把静脉血泵进肺脏里。血液在此进行气体交换，释放出二氧化碳，带走氧，变成动脉血运回左心房。左心室再把动脉血泵到全身各处，为维持生命提供必需的氧气和养料，同时也带走代谢废物，最后回到右心房。

你知道吗？

当心脏的泵血能力下降时，身体各器官及组织接收到的血液就会减少，需要从血液中获得营养物质的肌肉就会因营养不足而受到影响。此时，我们就会感到疲倦、乏力。

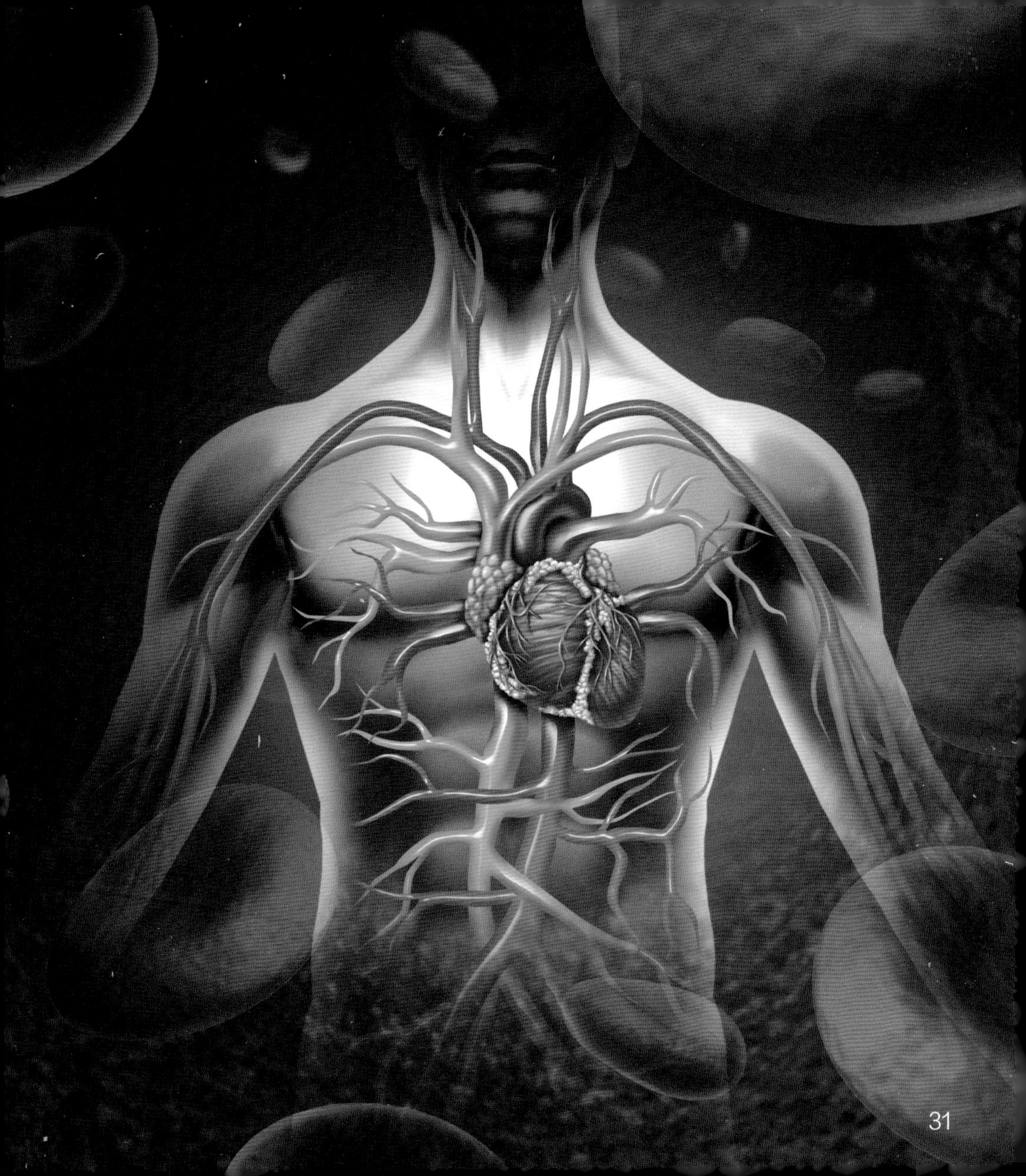

xīn tiào

心跳

chéng nián rén de xīn tiào píng jūn měi fēn zhōng yuē cì àn zhào
成年人的心跳平均每分钟约75次。按照
rén jūn shòu mìng suì lái suàn de huà yí gè rén yì shēng zhōng xīn tiào
人均寿命70岁来算的话，一个人一生中心跳
de cì shù jiù yǒu yì cì zhī duō měi cì xīn tiào dōu bàn suí zhe
的次数就有25亿次之多。每次心跳都伴随着
xīn zàng de shōu suō hé shū zhāng yě jiù shì bèng xuè de guò chéng xīn zàng
心脏的收缩和舒张，也就是泵血的过程。心脏
de zhǔ yào gōng néng shì bú duàn bèng chū xuè yè yǐ mǎn zú rén tǐ xīn
的主要功能是不断泵出血液，以满足人体新
chén dài xiè de xū yào dāng wǒ men jù liè yùn dòng shí shēn tǐ jiù huì
陈代谢的需要。当我们剧烈运动时，身体就会
xū yào gèng duō de yǎng liào zhè shí jiù xū yào xīn zàng bèng chū xuè yè
需要更多的养料，这时就需要心脏泵出血液
de pín lǜ jiā kuài yě jiù shì xīn tiào jiā sù
的频率加快，也就是心跳加速。

你知道吗？

与剧烈运动时相反，休息时身体需要的养料较少，因此心跳的频率就低。睡眠时是我们的身体最为松弛的时候，此时心跳仍然不会停止，只不过跳动次数减少。如果我们在睡眠时做梦了，那心跳也会相应加快。

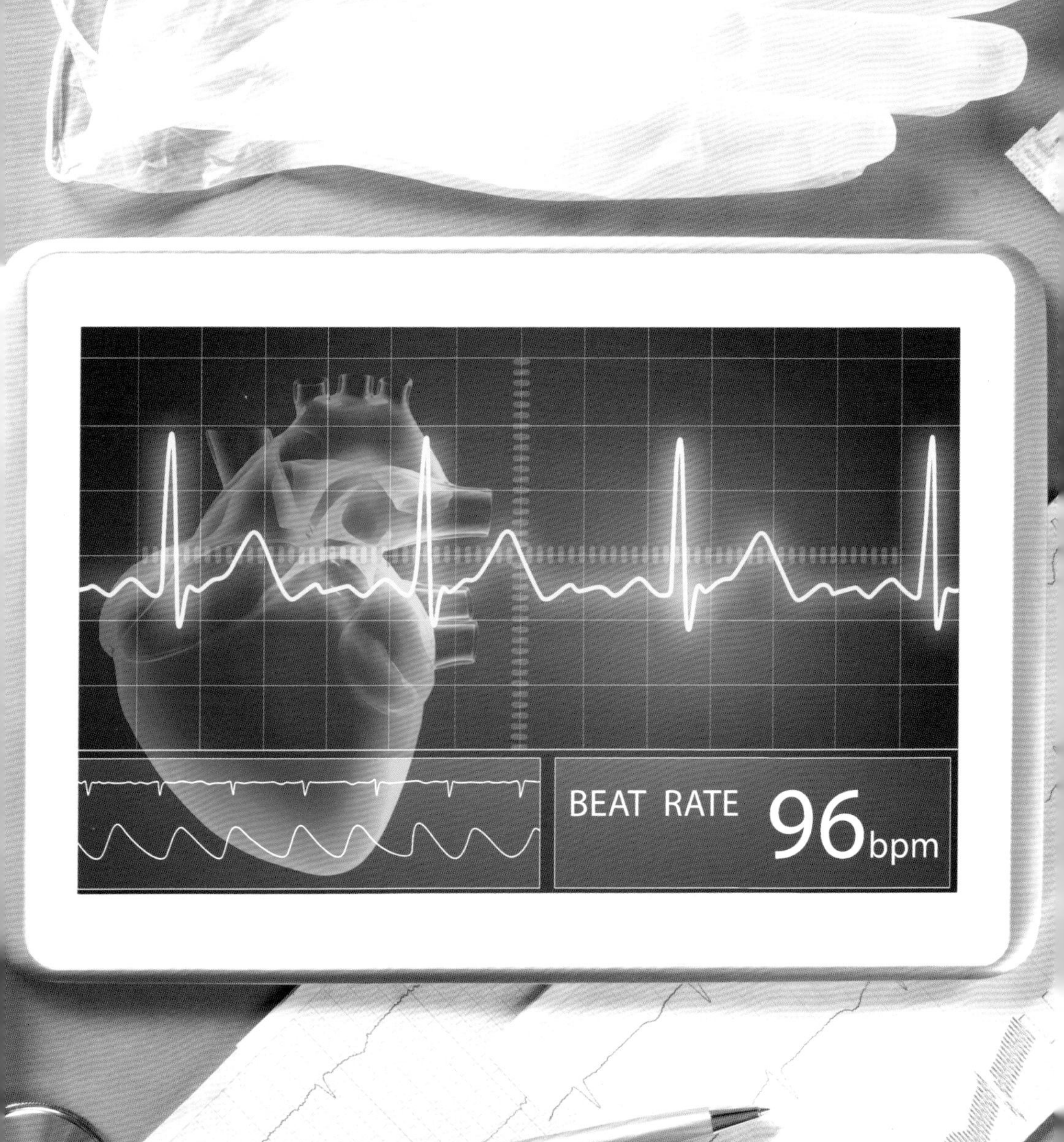
BEAT RATE 96bpm

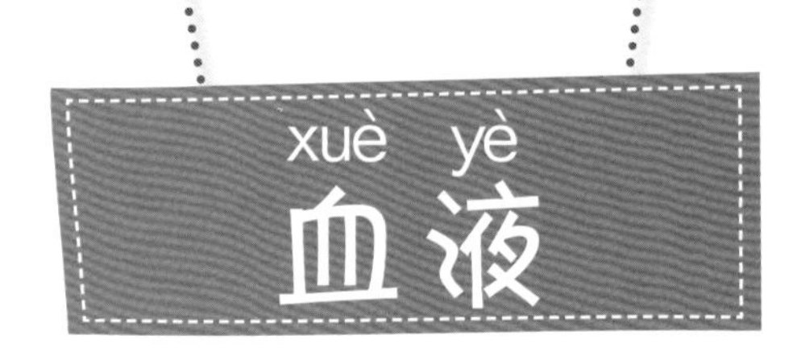

血液

血液是流动在血管系统中的红色、不透明、具有黏性的液体，由血浆和悬浮于其中的血细胞组成。血浆为清亮的液体，它携带着血细胞存活所需的营养物质。血细胞包括红细胞、白细胞和血小板，分别具有运送氧气、免疫调节、止血的作用。我们的身体能正常工作，正是得益于这些每天都在全身不停循环流动的血液。

你知道吗？

我们身体的生理和病理变化往往会引起血液成分的改变，因此检测血液成分具有重要的意义。这也是为什么当我们感到身体不适时，医生常常会通过验血的方法来查找病因。

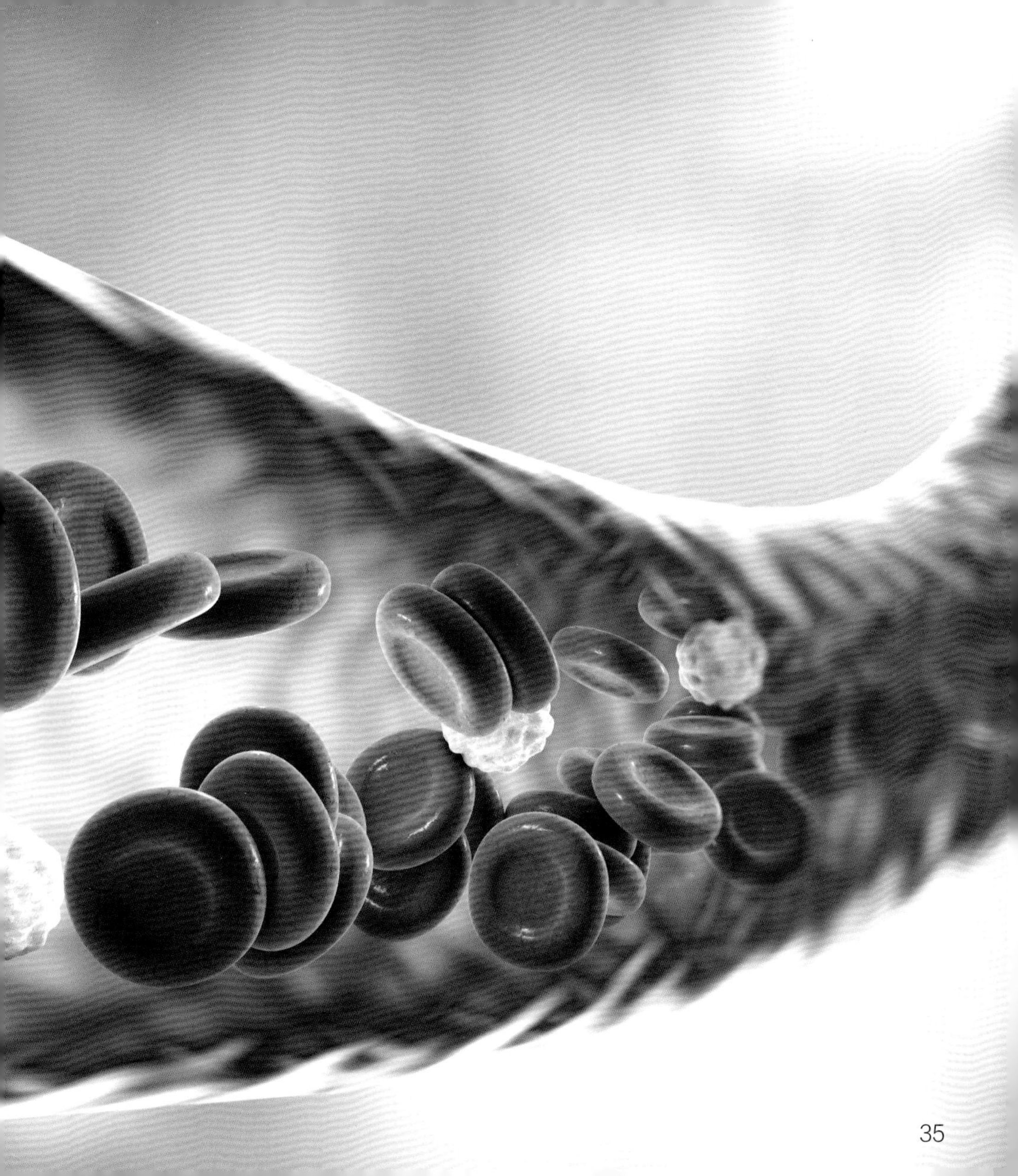

xuè yè de zuò yòng
血液的作用

cóng fèi bù xī rù de yǎng qì hé yóu xiāo huà dào xī shōu de
从肺部吸入的氧气和由消化道吸收的
yíng yǎng wù zhì dōu yào kào xuè yè sòng dá quán shēn gè chù tóng
营养物质，都要靠血液送达全身各处。同
shí rén tǐ xīn chén dài xiè chǎn shēng de gè zhǒng fèi wù yě yào kào
时，人体新陈代谢产生的各种废物也要靠
xuè yè yùn shū dào fèi shèn děng chù pái chū xuè yè yě kě yǐ
血液运输到肺、肾等处排出。血液也可以
jiāng rè liàng fēn pèi dào shēn tǐ gè chù cóng ér shǐ wǒ men de tǐ
将热量分配到身体各处，从而使我们的体
wēn bǎo chí héng dìng dāng bìng yuán tǐ qīn rù shēn tǐ shí xuè yè
温保持恒定。当病原体侵入身体时，血液
zhōng de bái xì bāo jiù shì dì yī dào fáng xiàn dāng shāng kǒu yù hé
中的白细胞就是第一道防线。当伤口愈合
shí jiù xū yào xuè xiǎo bǎn tóu rù gōng zuò le
时，就需要血小板投入工作了。

你知道吗？

一般情况下，如果健康人一次失血量不超过总血量的10%，对身体没有太大的影响。当一次失血量超过总血量的20%时，会严重影响健康。当一次失血量超过总血量的30%时，可能会危及生命。

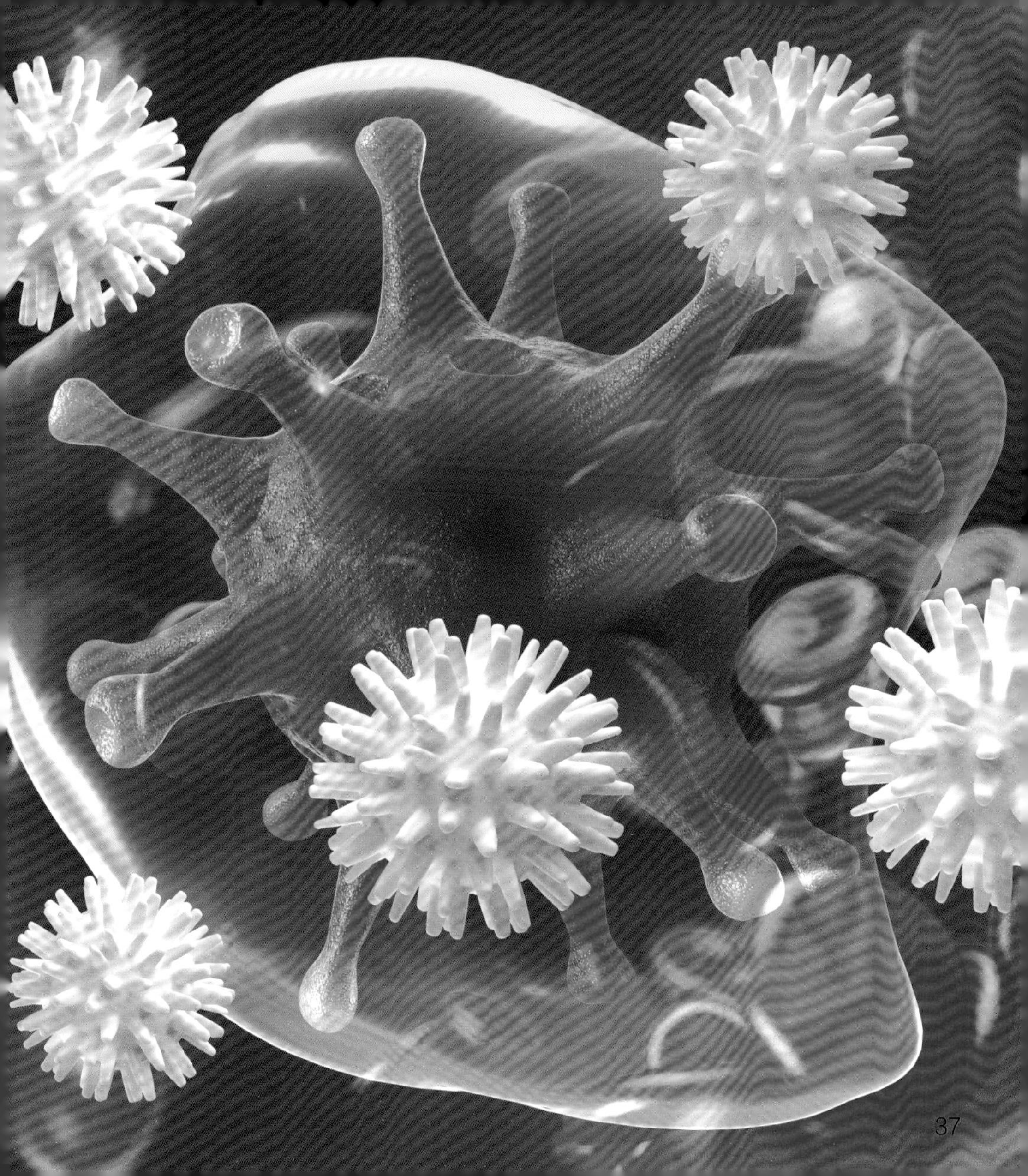

血细胞

血细胞包括红细胞、白细胞和血小板三类，其数量以红细胞最多，血小板次之，白细胞最少。其中，成熟的红细胞无核，呈双凹圆碟形；白细胞为无色有核的球形细胞，体积比红细胞大；血小板体积非常小，呈双面微凸的圆盘状，当受到刺激时会伸出伪足，变成不规则形状。

你知道吗？

贫血是比较常见的一种病症，主要是身体里的红细胞容量减少，低于正常范围下限而导致的。由于红细胞的容量测定较为复杂，临床上一般以红细胞内所含的血红蛋白的浓度来辅助测定。

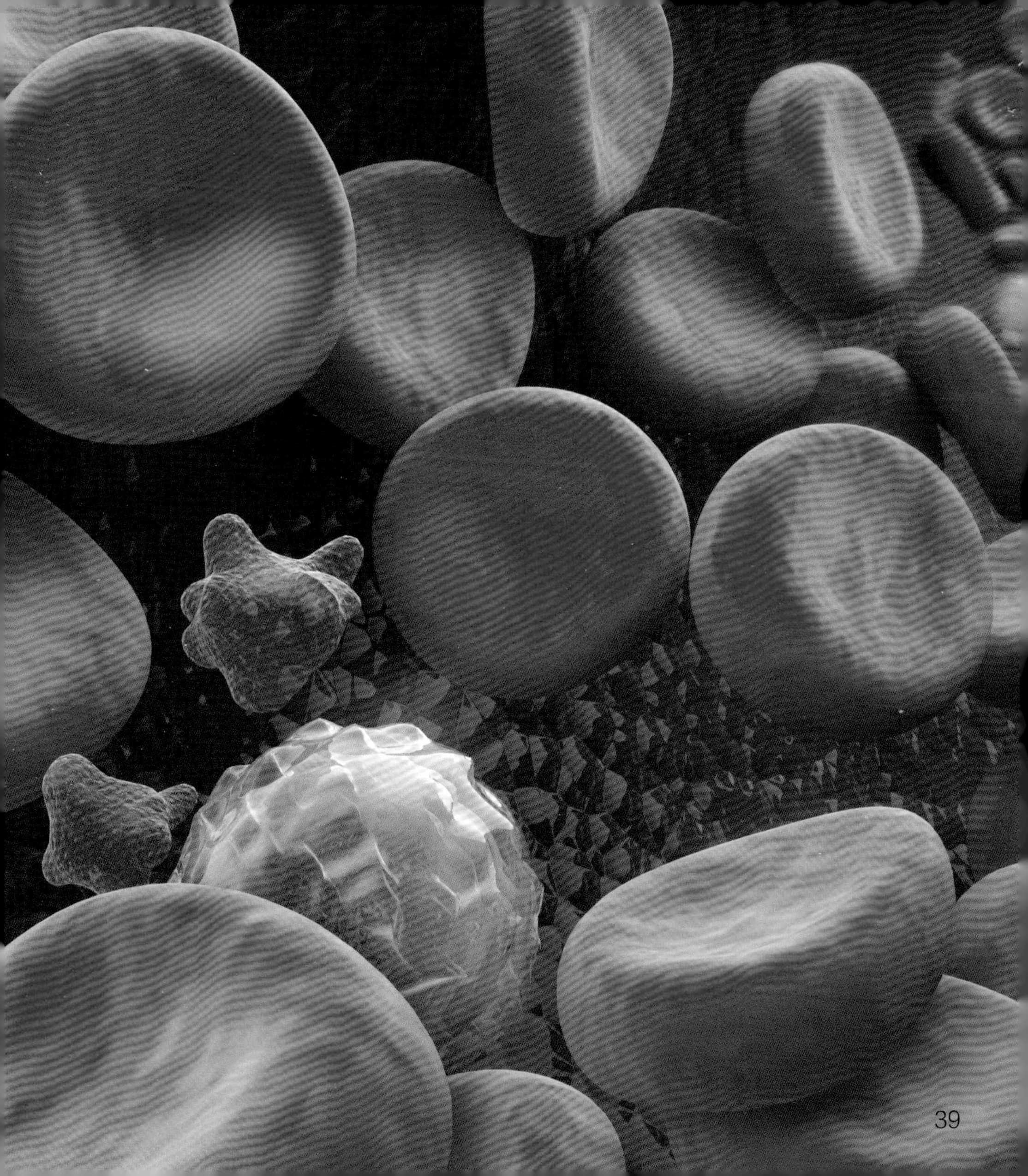

血管

无论是输送氧气、养料，还是带走代谢废物，都需要一个高效的运输系统来辅助完成。我们的身体里就存在着这样的超级网络——血管。血管包括静脉、动脉和毛细血管。静脉负责将毛细血管中的血液送回心脏；动脉负责将新鲜血液从心脏带出，继而流向全身；毛细血管是血液和组织进行物质交换的场所。

你知道吗？

血管遍布我们全身，总长度约有10万千米。其中动脉血管和静脉血管是整个循环系统的主要干道，毛细血管则是将主要干道连接起来的小巷。如果将所有血管头尾相接，则可以环绕地球两圈多。

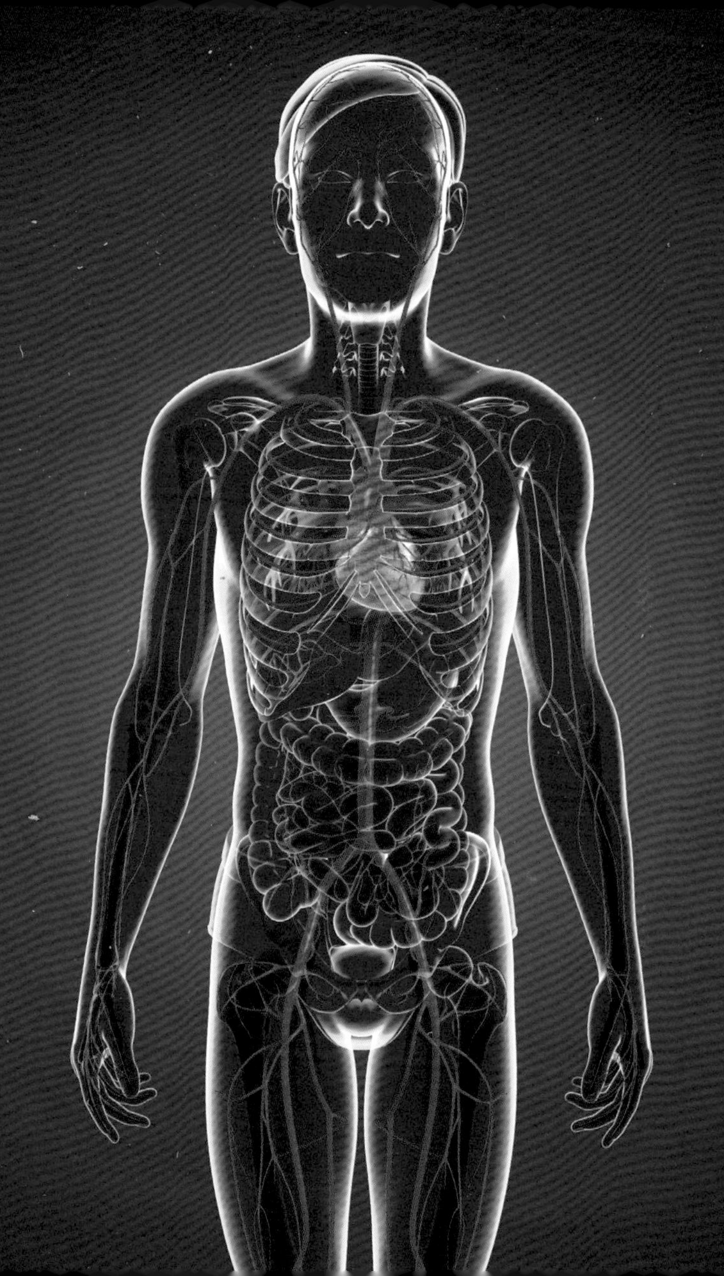

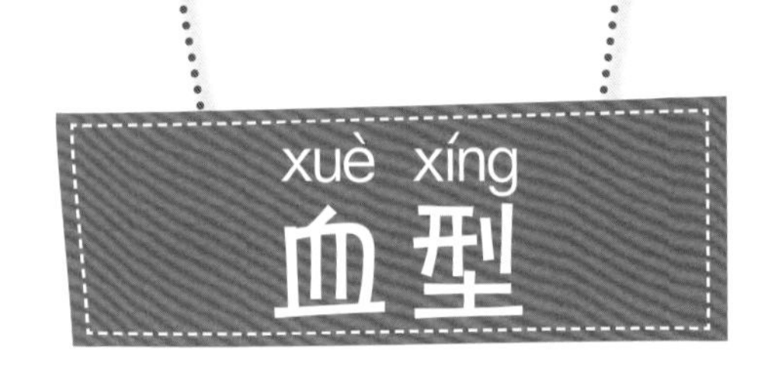

血型通常是指红细胞膜上特异性抗原的类型。一般来说，我们将血型分为4种：A型血是指红细胞膜上含有A型抗原的血液，B型血是指红细胞膜上含有B型抗原的血液，AB型血是指红细胞膜上含有A型和B型两种抗原的血液，O型血是指红细胞膜上A型和B型两种抗原都不含的血液。

你知道吗？

1901年，奥地利科学家卡尔·兰德施泰纳发现了4种主要的血型，使输血成为了科学有效的治疗方法，挽救了无数人的生命。卡尔·兰德施泰纳也因此获得了1930年的诺贝尔医学奖。

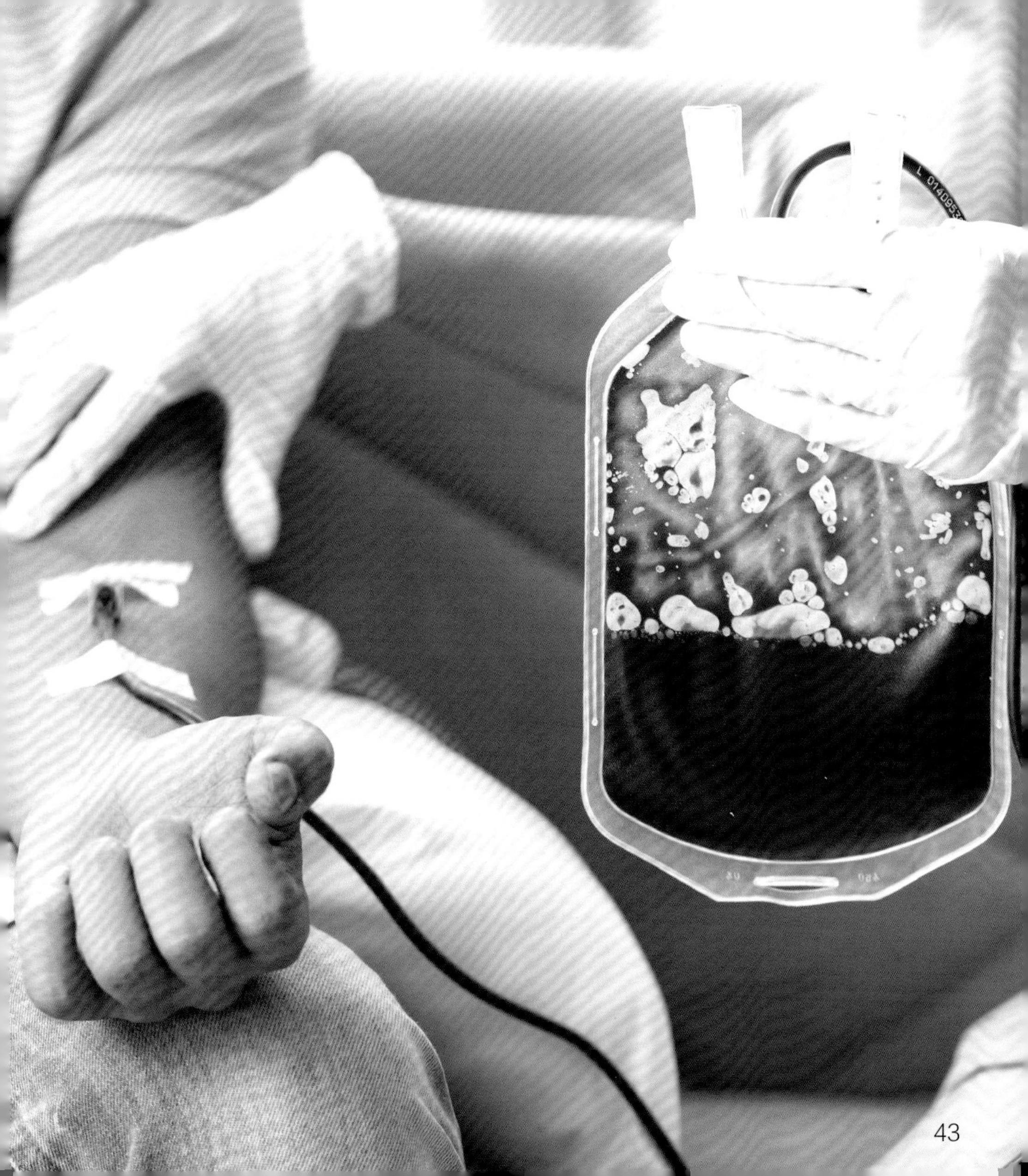

nǎo hé nǎo shén jīng
脑和脑神经

神经系统是动物体内起主导作用的功能调节系统。它对我们的生理功能和肢体活动的调节起着主导作用。这样，我们体内的各个器官和组织才能互相联系、互相配合，从而使人体成为一个完整、统一的有机体。同时，神经系统也在不断接收来自身体内外的信息，并随时做出合适的指令，从而使我们更好地适应身体内外环境的变化。

神经系统还能对生物体内各种功能不断进行调节，使之适应体内外环境的变化。

shén jīng xì tǒng de zǔ chéng

神经系统的组成

shén jīng xì tǒng yì bān fēn wéi liǎng bù fen zhōng shū shén jīng xì tǒng hé zhōu wéi shén jīng xì tǒng zhōng shū shén jīng xì tǒng yóu nǎo hé jǐ suǐ zǔ chéng shì wǒ men shēn tǐ de kòng zhì zhōng xīn tā de zhǔ yào gōng néng shì chuán dì chǔ cún hé jiā gōng xìn xī chǎn shēng gè zhǒng xīn lǐ huó dòng bìng zhī pèi hé kòng zhì wǒ men de xíng wéi zhōu wéi shén jīng xì tǒng shì jiāng zhōng shū shén jīng xì tǒng yǔ gǎn jué qì guān nèi zàng qì guān jí jī ròu děng lián jiē qǐ lái de shén jīng jié gòu

神经系统一般分为两部分：中枢神经系统和周围神经系统。中枢神经系统由脑和脊髓组成，是我们身体的控制中心，它的主要功能是传递、储存和加工信息，产生各种心理活动，并支配和控制我们的行为；周围神经系统是将中枢神经系统与感觉器官、内脏器官及肌肉等连接起来的神经结构。

你知道吗？

当一辆自行车正向你撞来时，你能快速躲开，这就是神经系统的功劳。在这个过程中，神经系统是这样工作的：眼睛发现自行车后，会将这个警告信号快速传达给大脑，大脑随后向腿部肌肉发出信号，双腿就会快速移开。

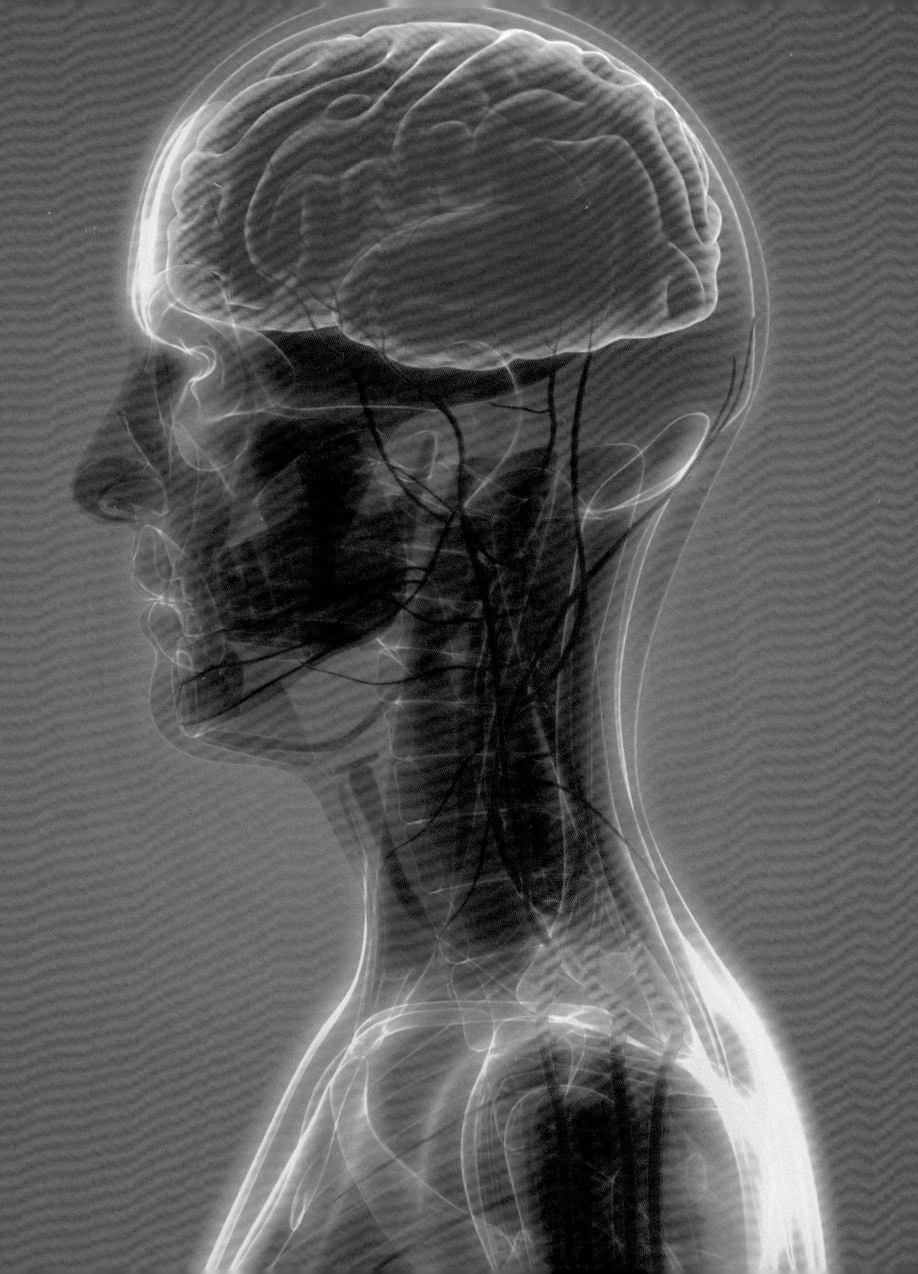

shén jīng yuán

神经元

神经元是构成神经系统的基本结构和功能单位，由胞体和突起两部分组成。突起分为树突和轴突两种。数以十亿计的神经元通过金属丝一样纤细的线状结构互相联系着，构成我们身体里活的导线系统。神经信号产生时，信息就能在整个神经系统里迅速地传递下去，以便我们的身体能快速做出反应。

你知道吗？

每个神经元可以有一个或多个树杈一样的树突，但只有一个长且粗的轴突。树突可以接受刺激并将刺激信号传递给胞体。轴突则负责将刺激信号从胞体传送给另一个神经元或者其他身体组织，如肌肉等。

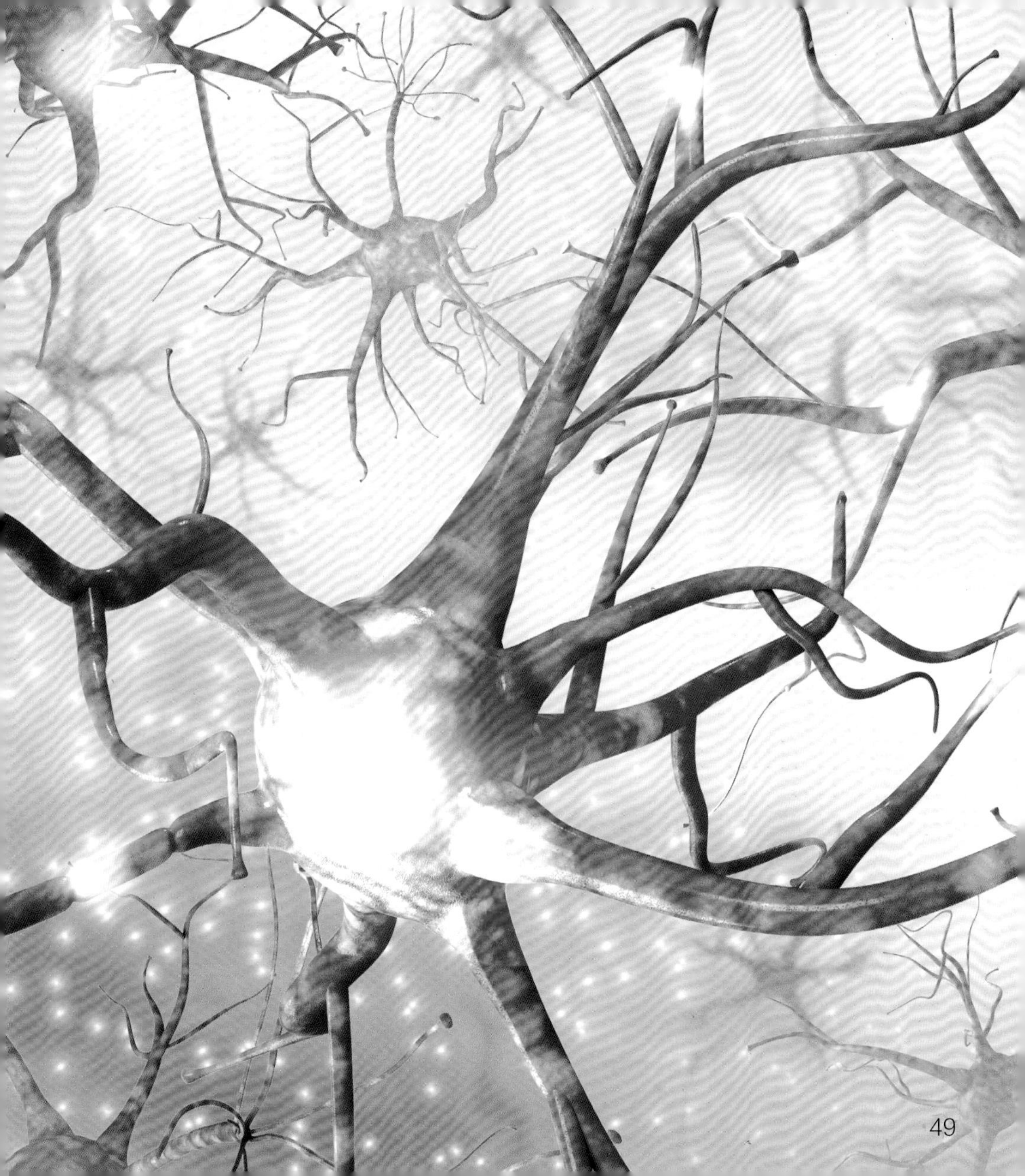

nǎo

脑

nǎo shì zhōng shū shén jīng xì tǒng de zhǔ tǐ bù fen wèi yú
脑是中枢神经系统的主体部分，位于
lú qiāng nèi zhǔ yào bāo kuò sì bù fen dà nǎo kòng zhì suǒ yǒu
颅腔内，主要包括四部分：大脑控制所有
de yì shí huó dòng yán yǔ gǎn jué jiān nǎo hé qū tǐ xìng jí
的意识活动、言语、感觉；间脑和躯体性及
nèi zàng xìng gǎn jué yǒu guān xiǎo nǎo xié tiáo píng héng hé yùn dòng
内脏性感觉有关；小脑协调平衡和运动；
nǎo gàn kòng zhì fǎn shè hé jī běn gōng néng wèi le shǐ wǒ men de
脑干控制反射和基本功能。为了使我们的
shēn tǐ néng zhèng cháng gōng zuò nǎo lǐ miàn shù shí yì gè shén jīng xì
身体能正常工作，脑里面数十亿个神经细
bāo xū yào bǎ chuán rù de xìn hào jìn xíng fēn lèi chǔ cún jiā
胞需要把传入的信号进行分类、储存、加
gōng chǔ lǐ zài fā chū zhǐ lìng
工、处理，再发出指令。

你知道吗？

在动物中，黑猩猩的脑和人类的脑是最接近的。二者的差别主要在于体积的大小，人脑的体积是黑猩猩的4倍。另外，人的颅骨也比黑猩猩的大很多，而黑猩猩的大脑沟回比人的大脑沟回少许多。

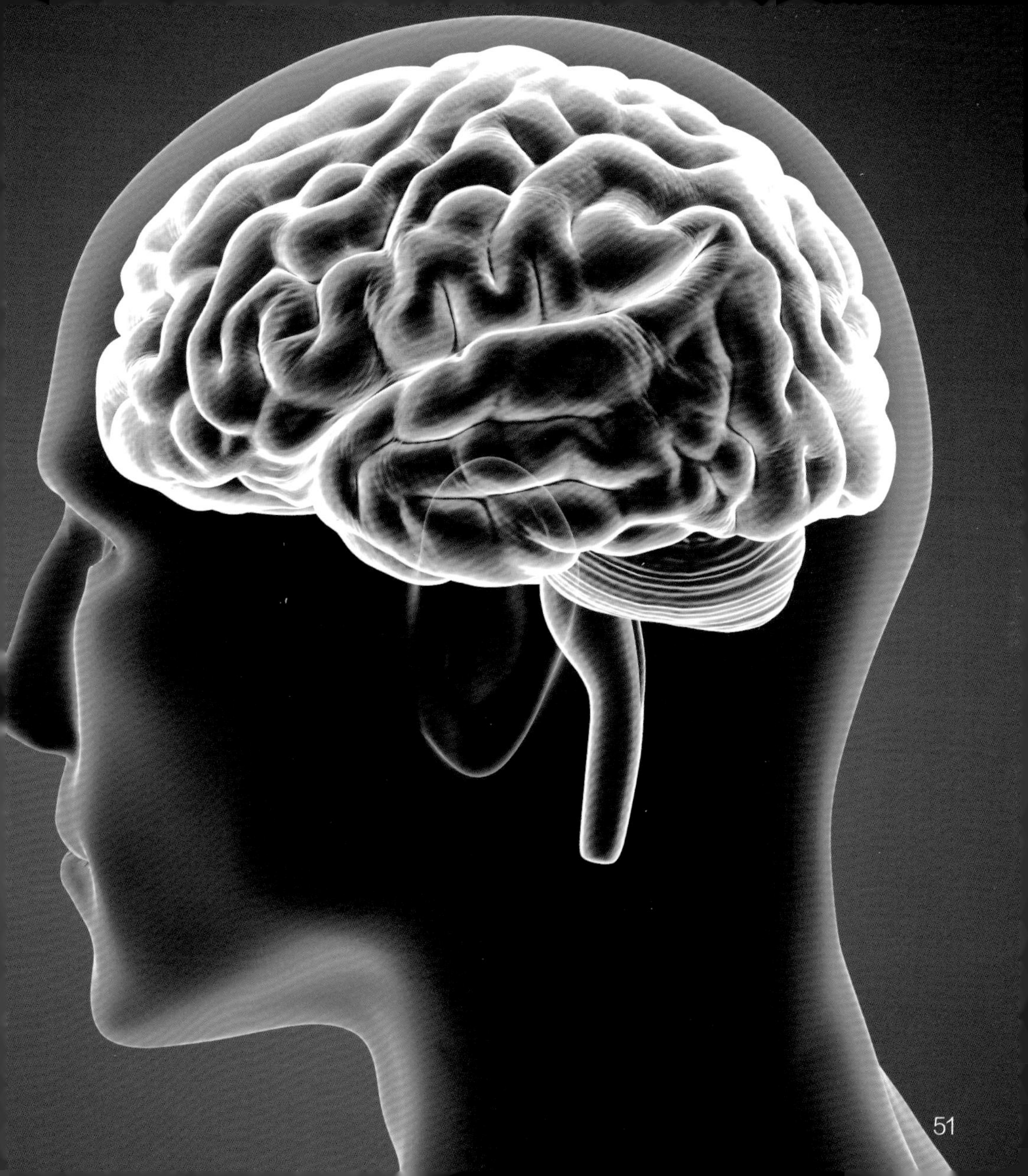

dà nǎo pí zhì
大脑皮质

dà nǎo pí zhì shì dà nǎo biǎo miàn de yì céng huī zhì shì
大脑皮质是大脑表面的一层灰质，是
zhōng shū shén jīng xì tǒng zuì zhòng yào de bù fen chéng xiàn zhě zhòu zhuàng
中枢神经系统最重要的部分，呈现褶皱状
tài kē xué jiā tōng guò yán jiū dà nǎo pí zhì fā xiàn qí bù
态。科学家通过研究大脑皮质，发现其不
tóng bù wèi yǐ jīng tè huà jù yǒu le bù tóng de gōng néng rú
同部位已经特化，具有了不同的功能，如
sǔn shāng bù luò kǎ sān jiǎo qū huì dǎo zhì yùn dòng shī yǔ zhèng
损伤布洛卡三角区，会导致运动失语症。
wǒ men de gǎn jué shì jué tīng jué yǐ jí sī kǎo jì yì
我们的感觉、视觉、听觉，以及思考、记忆、
xiǎng xiàng děng dōu yī lài yú dà nǎo pí zhì tā zhǔ dǎo wǒ men tǐ
想象等都依赖于大脑皮质，它主导我们体
nèi de yí qiè huó dòng guò chéng
内的一切活动过程。

你知道吗？

大脑皮质下凹的部分叫沟，凸起的部分叫回。如果将人类的大脑皮质展平，其大小约有4张A4纸那么大。与之相比，猴子的大脑皮质展平后只有1张明信片那么大；老鼠的则更小，其大脑皮质展平后只有1枚邮票那么大。

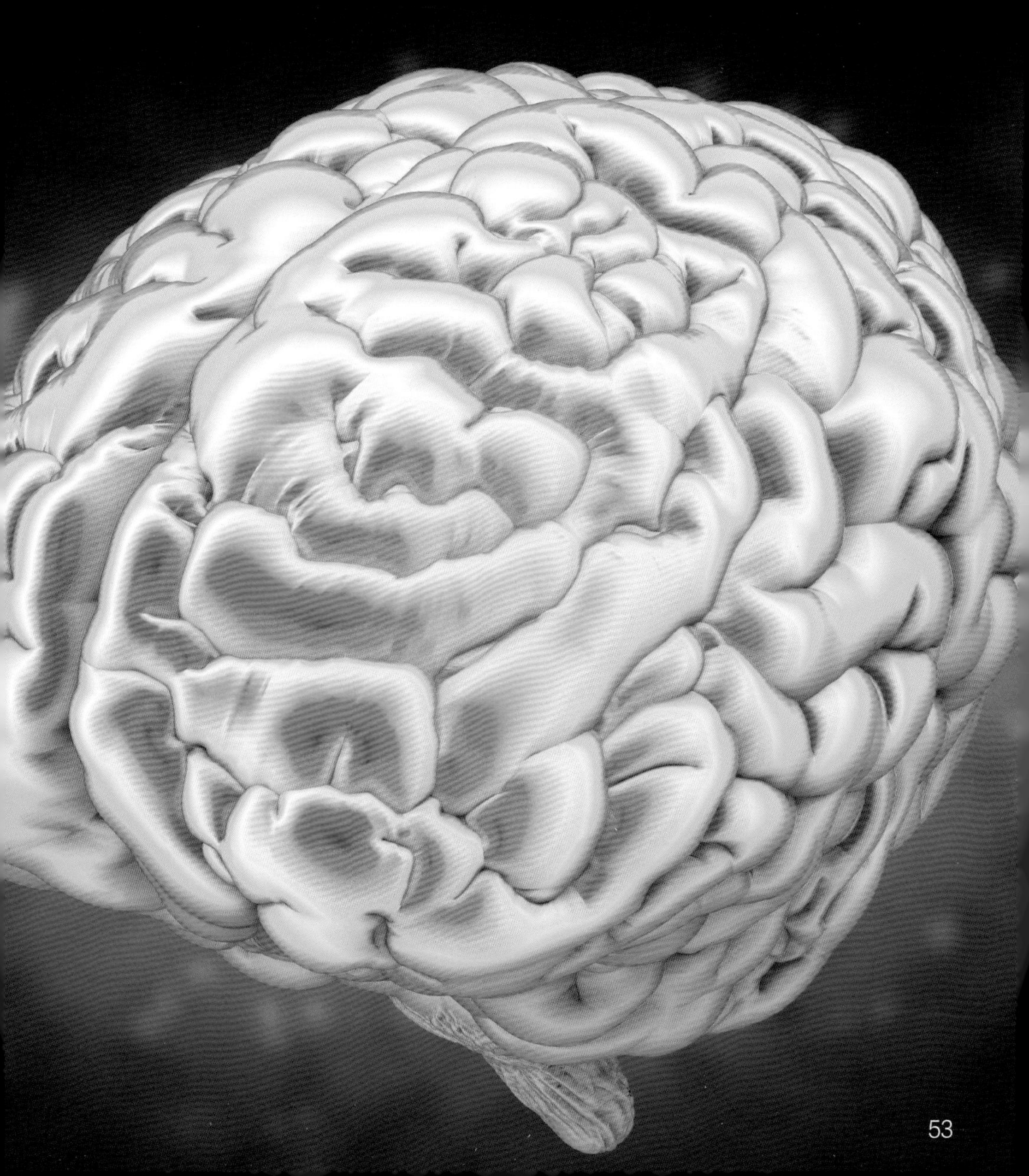

脊髓

脊髓是中枢神经系统的一部分，位于椎管内，上端与脑相连，两旁发出成对的神经，分布到四肢、内脏和体壁。并不是所有来自身体的信息都要传达给大脑，有些信息传到脊髓就可以了。那些不由自主的反射行为就是由脊髓控制的，例如把手指从尖锐的东西上快速拿开。脊髓是许多简单反射的中枢。

你知道吗？

脊髓里面含有数以十亿计的神经纤维，这些神经纤维跟我们身体的运动功能息息相关。如果脊髓受损，其所含的神经纤维就会丧失功能，可能会导致瘫痪，主要表现为身体不能动，或者是丧失躯体感觉。

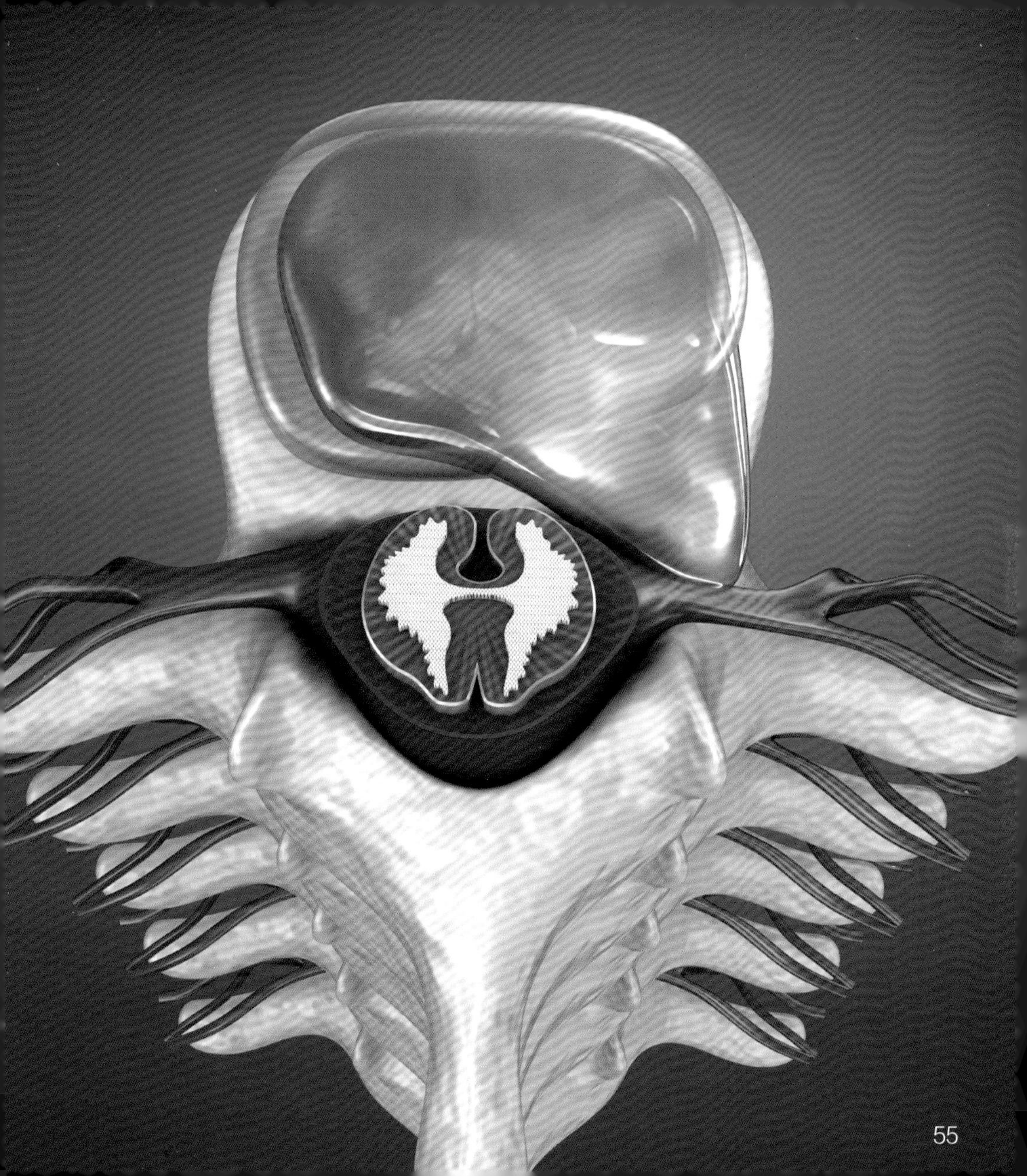

周围神经系统

周围神经系统包括三部分：脑神经是从脑向左右发出的成对的神经，负责感觉和运动功能；脊神经负责脑与躯干的联系，这些神经是从脊髓中发出的成对的神经；植物神经是由脑和脊髓发出的内脏神经，因不受人的意志支配，故也称为自主神经。

你知道吗？

在所有的脑神经中，除了嗅神经和舌下神经，其余的都有可能受损；而最容易受损的就是视神经、动眼神经和外展神经。脑神经受损的症状主要有视力下降、眼睑下垂、口眼歪斜、发音异常等。

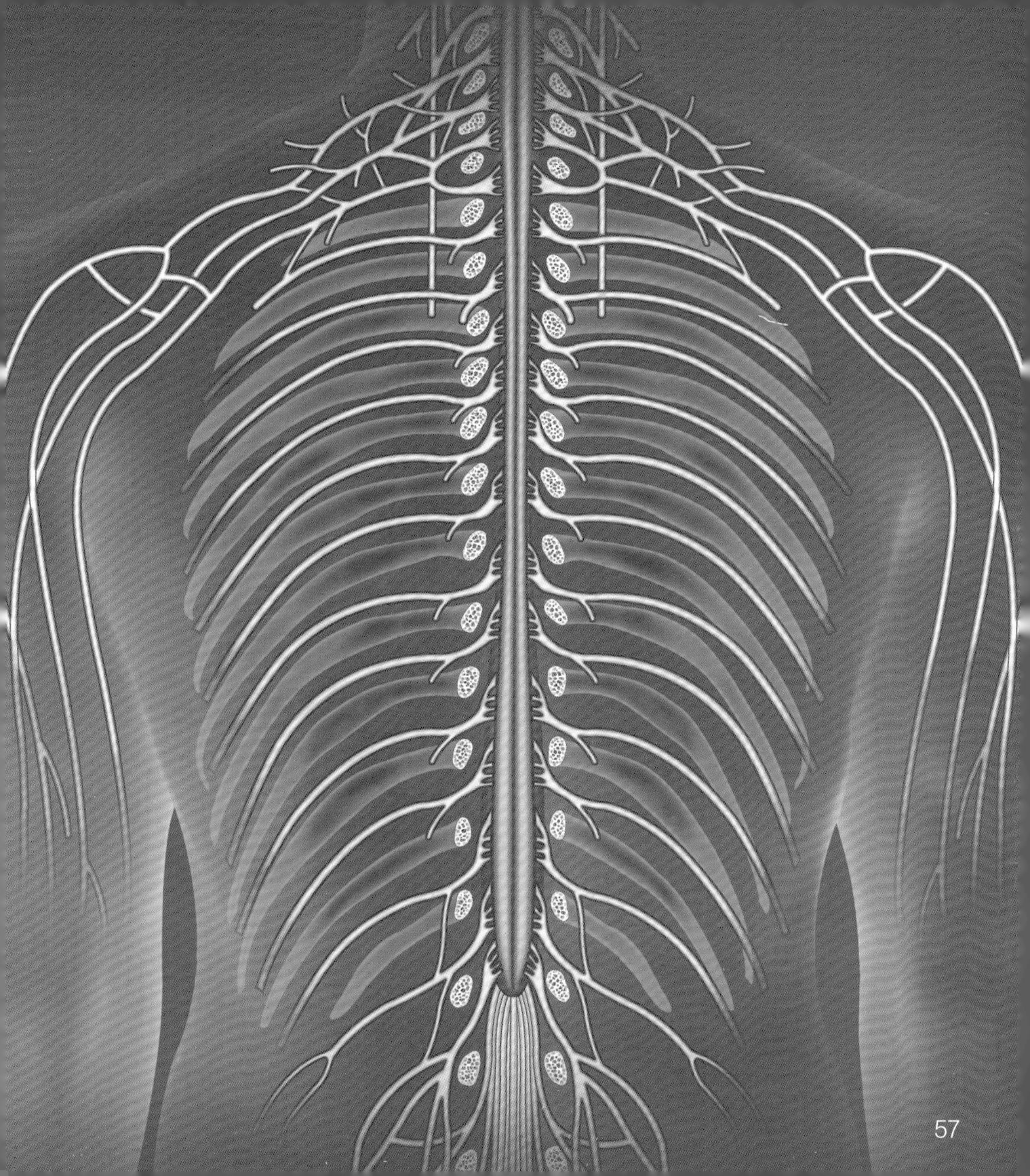

情绪

情绪是个体以需要、愿望等为中介的一种心理活动。当我们的需要或愿望得到满足时，就会产生积极的情绪；反之，就会产生消极的情绪。它通过我们的面部表情和动作语言表达出来，很难掩盖。情绪的产生涉及广泛的神经结构，包括中枢神经系统和周围神经系统。其中，大脑皮质是情绪的最高调节和控制器官。

你知道吗？

有些动物也会出现强烈的情绪反应，之后它们会迅速采取行动。人类则不同，当我们出现某种情绪后不会马上行动，因为我们脑中的额叶起着“警察”的作用，它会警告我们“三思而后行”。

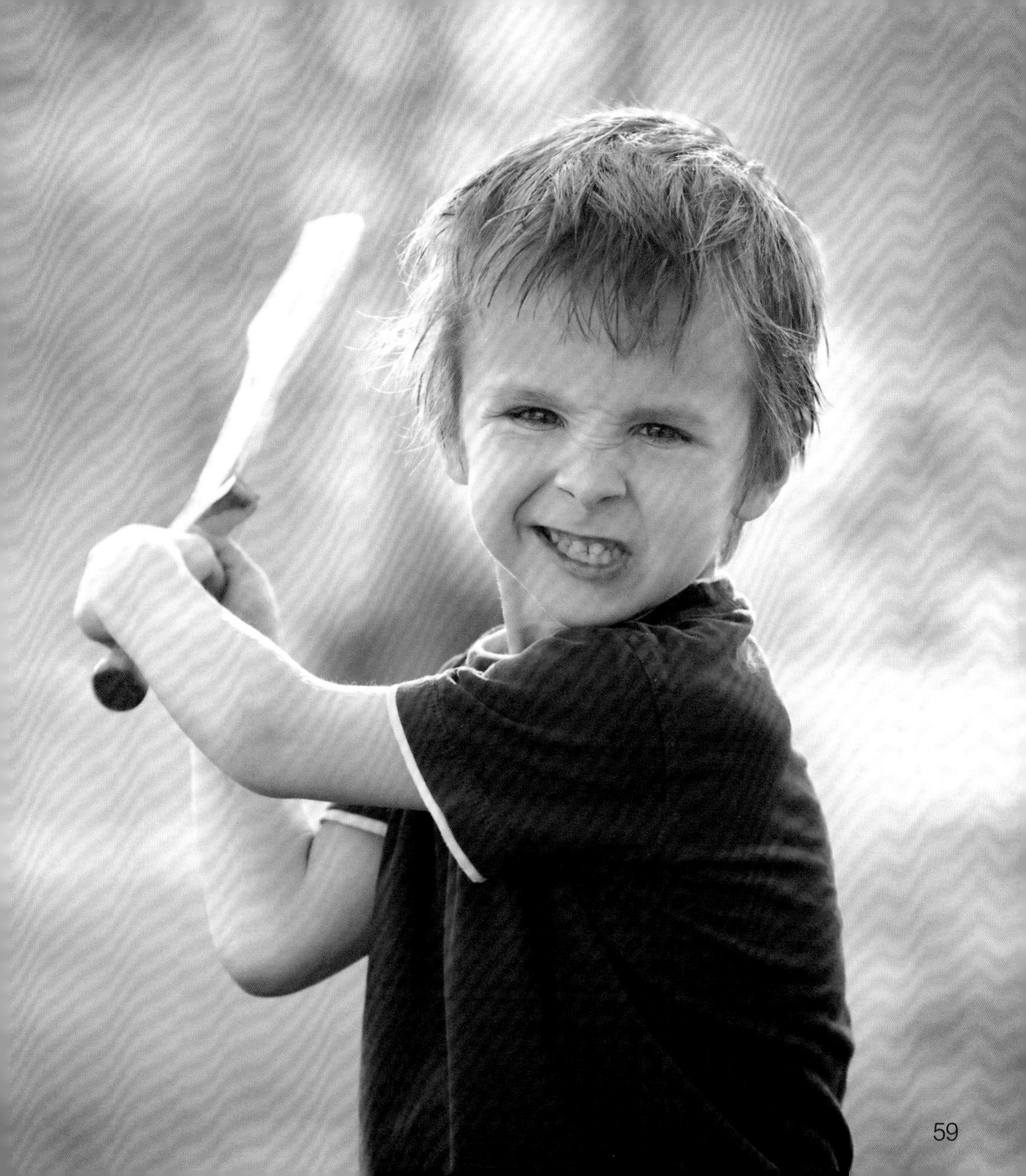

gǎn jué hé gǎn jué qì
感觉和感觉器

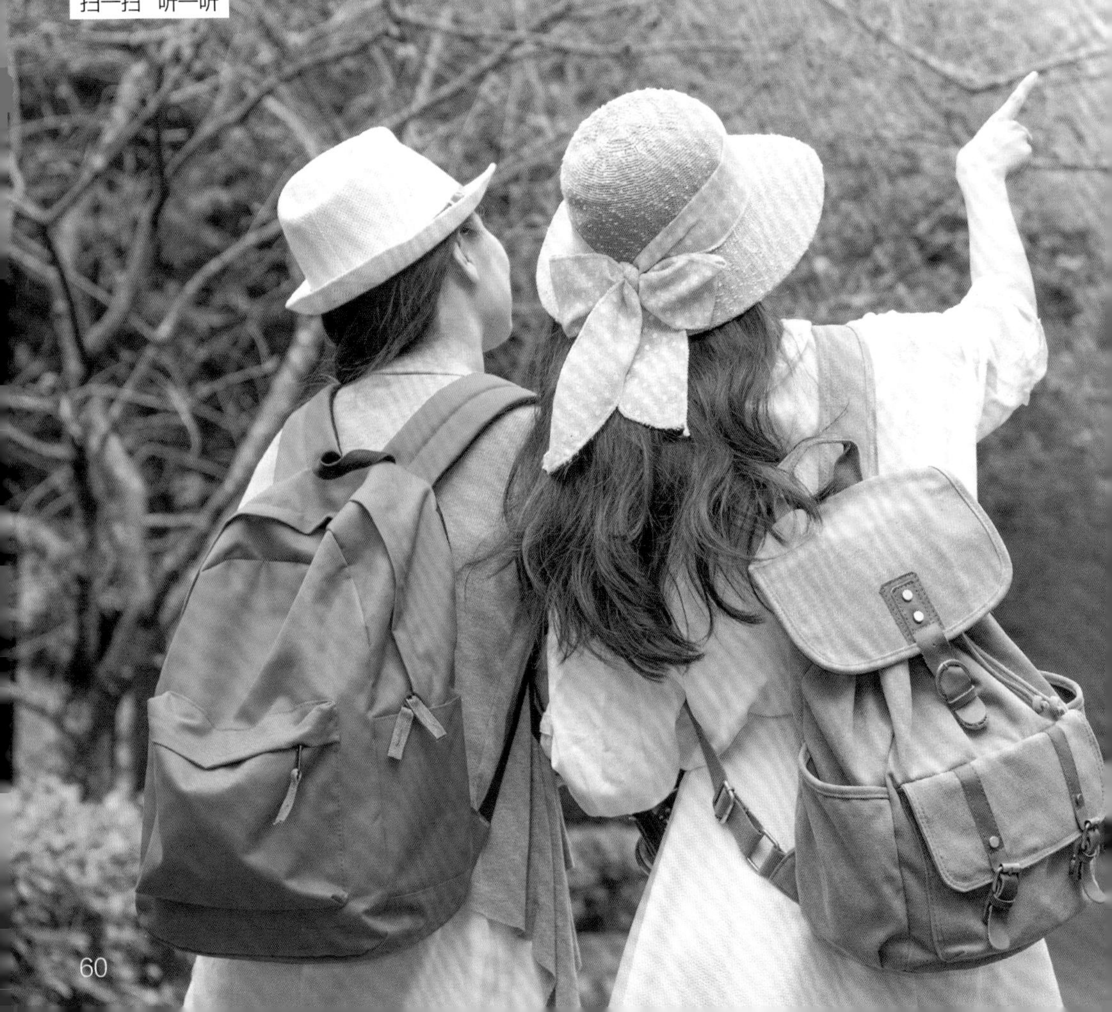

我们认识世界所依赖的就是各种身体感觉，包括视觉、听觉、触觉、嗅觉、味觉等，而感觉的获得则是各种器官组织共同努力的结果。例如，眼睛可以让我们看清周围的环境，并把观察到的信息转化成信号发送给大脑。大脑经过分析后，再发出相应的指令。感觉就是内外环境的客观事物在大脑中的主观反映。

皮肤

皮肤是人体最大的器官，虽然它只有几毫米厚，但像一件强有力的防护罩一样，包裹着我们的身体，在外部世界与我们的身体内部之间形成一道天然的屏障。除了具有阻挡病原体和异物侵入的保护作用，皮肤还具有吸收、分泌、排泄、调节体温、代谢、免疫及感觉等作用。

你知道吗？

我们的身体表面除了手心和脚掌，都长有毛发，其中包括非常纤细的汗毛。汗毛不仅可以保持体温、排出汗液，还可以使我们的感觉更为灵敏。例如，如果有一只蚊子落在我们的胳膊上，我们可以马上感觉到。

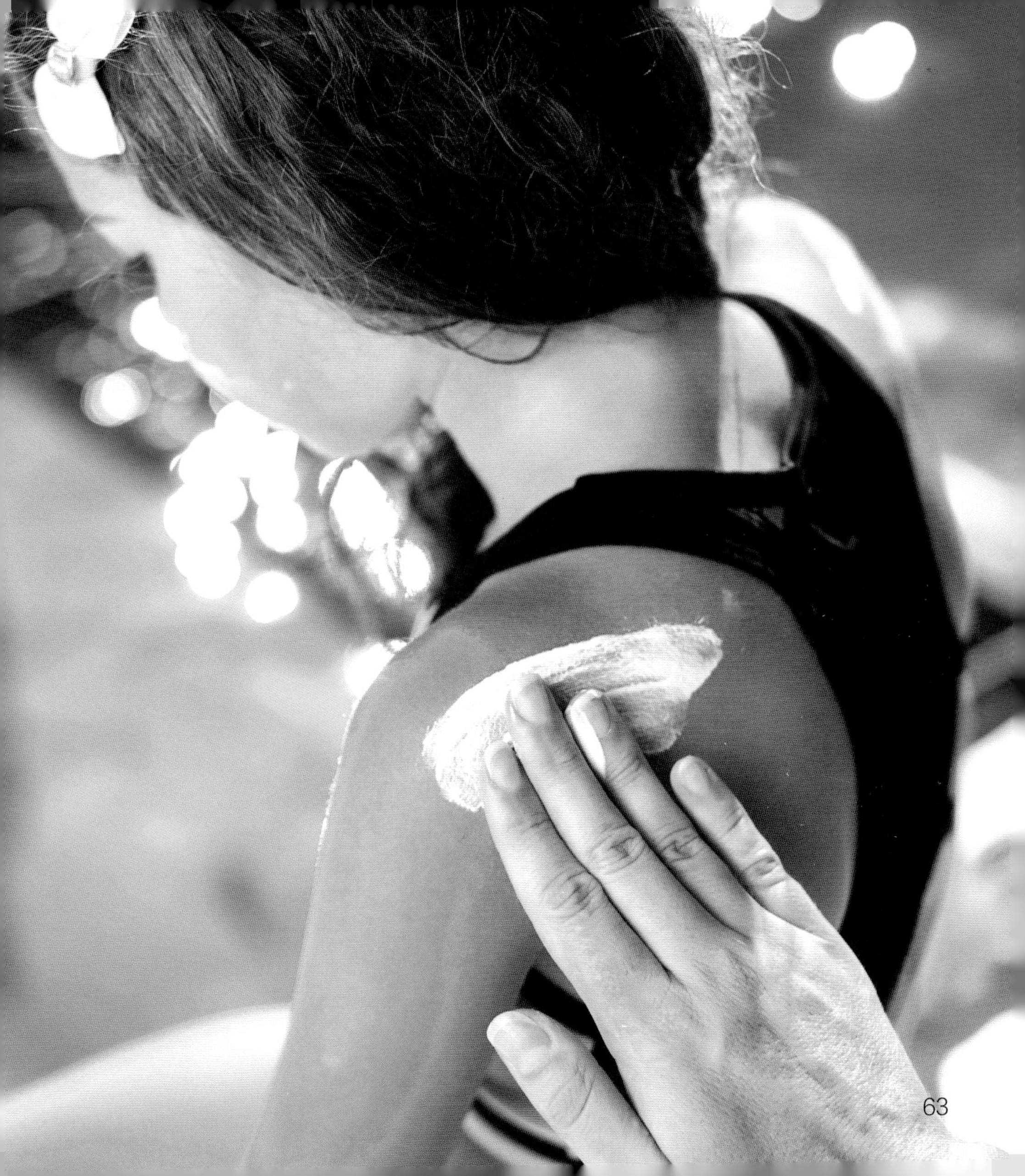

chù jué

触觉

wǒ men de pí fū shàng yǒu xǔ duō gǎn shòu qì dāng tā men
我们的皮肤上有许多感受器，当它们
jiē chù dào cì jī shí jiù huì chǎn shēng yì zhǒng gǎn jué jí chù jué
接触到刺激时就会产生一种感觉，即触觉。
jǐn guǎn pí fū gǎn shòu qì de gōng néng fēi cháng xiāng sì dàn bù tóng
尽管皮肤感受器的功能非常相似，但不同
qū yù de gǎn shòu chéng dù hái shì yǒu chā bié de pí fū shàng zhì
区域的感受程度还是有差别的。皮肤上至
shǎo yǒu zhǒng bù tóng chéng dù de gǎn shòu qì yǒu xiē gǎn shòu qì jí
少有6种不同程度的感受器。有些感受器极
wéi líng mǐn tè bié qīng wēi de yā lì dōu néng gǎn shòu dào ér yǒu
为灵敏，特别轻微的压力都能感受到；而有
xiē gǎn shòu qì zé duì lěng rè wēn dù xiāng duì mǐn gǎn
些感受器则对冷热温度相对敏感。

你知道吗？

我们的手指非常独特，上面不仅有极其繁多的感受器，还有很多微小的嵴，可以让我们抓住物体。当手指接触玻璃等坚硬的物体时，就会留下痕迹，也就是指纹。每个人的指纹都是独一无二的。

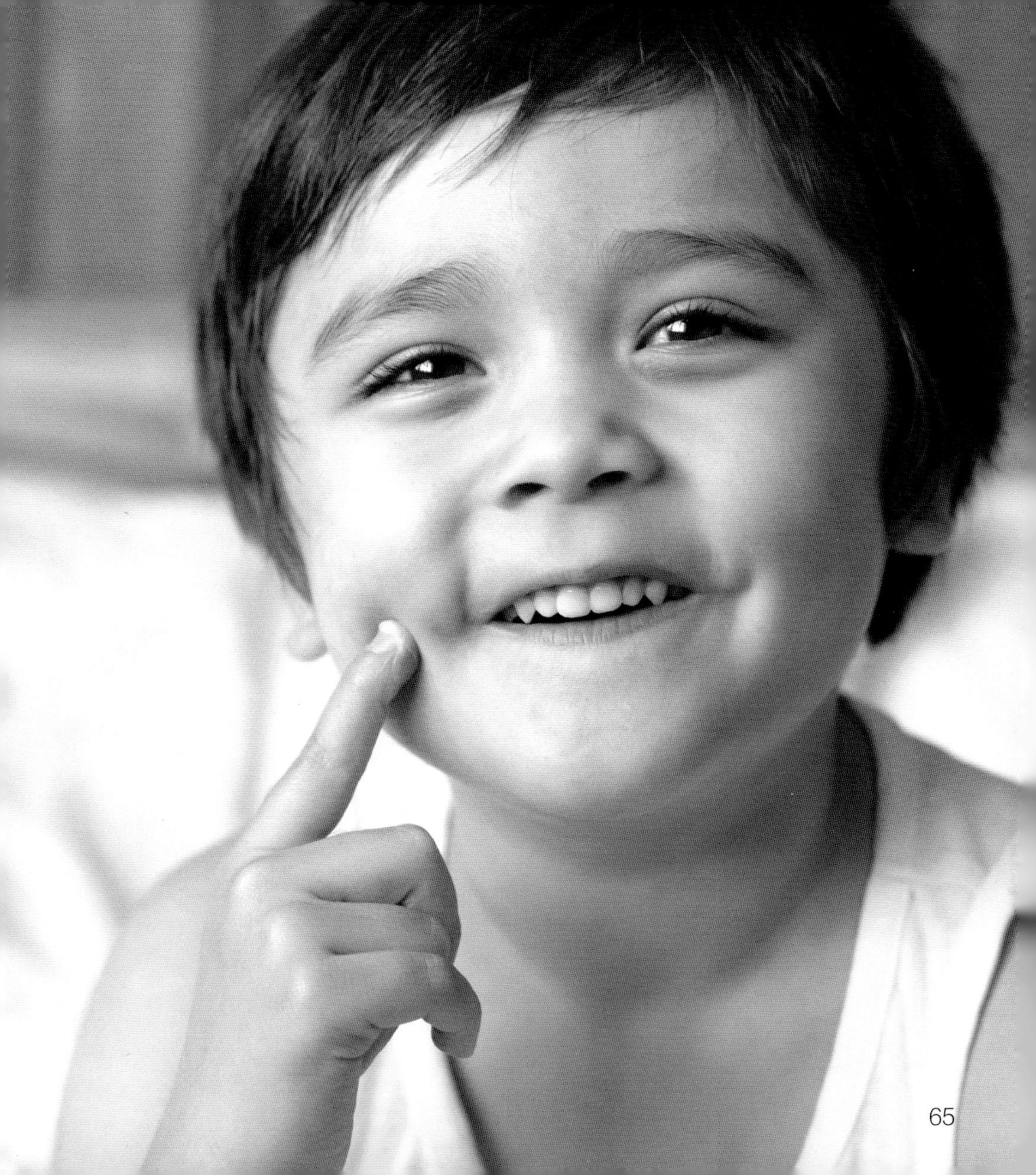

鼻子

我们之所以能闻到不同的气味，靠的就是鼻子。它是呼吸道的起始部位，也是嗅觉器官，分为三部分：外鼻，略呈锥形，由骨和软骨构成支架，外面覆有软组织和皮肤；鼻腔，是两侧面颅之间的腔隙，以骨性鼻腔和软骨为基础，表面由黏膜和皮肤构成；鼻窦，分布在鼻腔周围，是颅骨与面骨内的含气空腔。

你知道吗？

鼻腔里也有毛发，即鼻毛，它们可以阻挡空气中的灰尘、细菌等，使我们吸入过滤后的干净空气。婴幼儿由于发育不健全，还没有长出鼻毛，所以很容易受到感染，即使是患了普通感冒，也可能出现呼吸困难等问题。

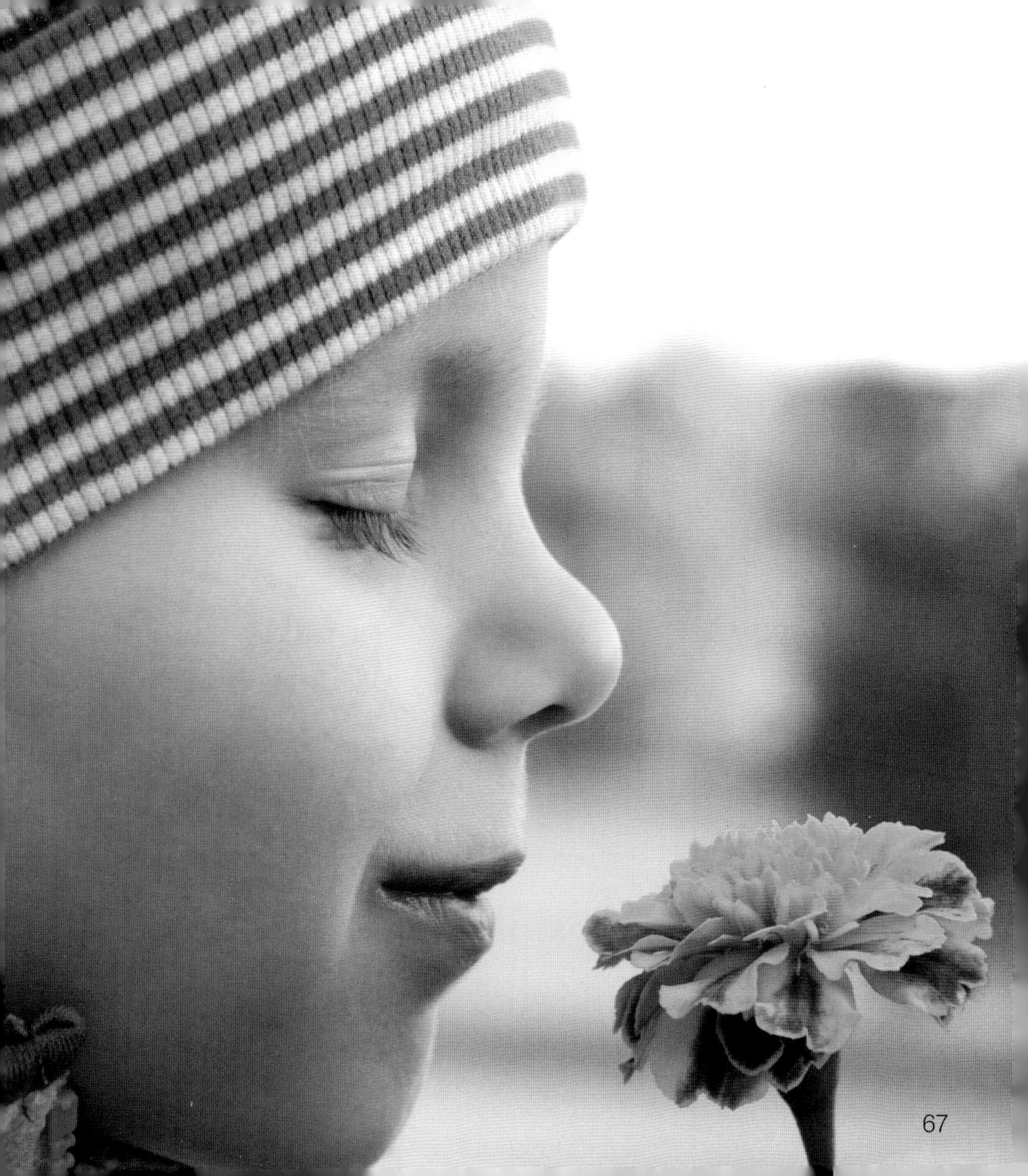

嗅觉

左右两个鼻腔里有着数以万计的特殊细胞，即嗅觉感受器，它们能够分辨出2万多种不同的气味。但不同的人对同一种气味的嗅觉敏感度是不一样的，有的人甚至不具有一般人的嗅觉能力，这种现象被称为嗅盲。即使是同一个人，其嗅觉敏感度也会由于各种因素而发生变化，如感冒时，人的嗅觉敏感度就会大大降低。

你知道吗？

当我们在一个具有特殊气味的地方停留一段时间后，对该气味就不再那么敏感，甚至不再能闻到该气味，这种现象叫作嗅觉器官适应。古人说的“如入芝兰之室，久而不闻其香；入鲍鱼之肆，久而不闻其臭”，就是指这个现象。

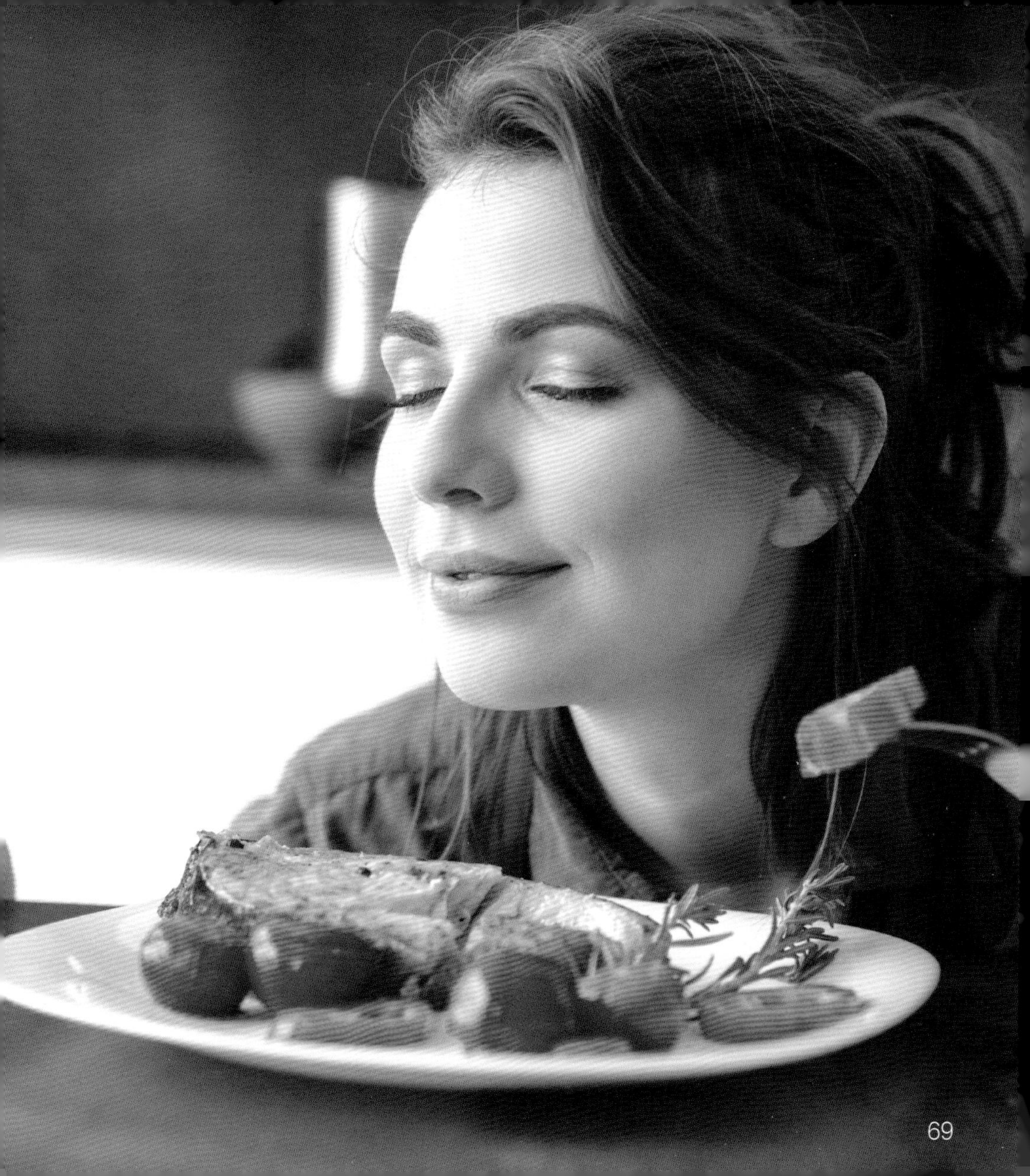

舌头和味觉

味觉就是我们对吃进嘴里的食物的感觉，通过舌头上的味觉感受器——味蕾来获得。我们的舌头上有成千上万个味蕾，但只能感受到4种基本味道，即酸、甜、苦、咸。而舌头的不同部位对这4种基本味道的感受程度是不同的。舌头对甜味最敏感，舌边前部对咸味敏感，而舌边后部和舌根则分别对酸味和苦味最敏感。

你知道吗？

味觉既能使我们体验到食物的美味，也能警告我们存在某种危险。例如，当我们从某种食物中吃到苦或酸等异常味道时，可能是味觉在发出警告：吃了这种食物可能会引起中毒。

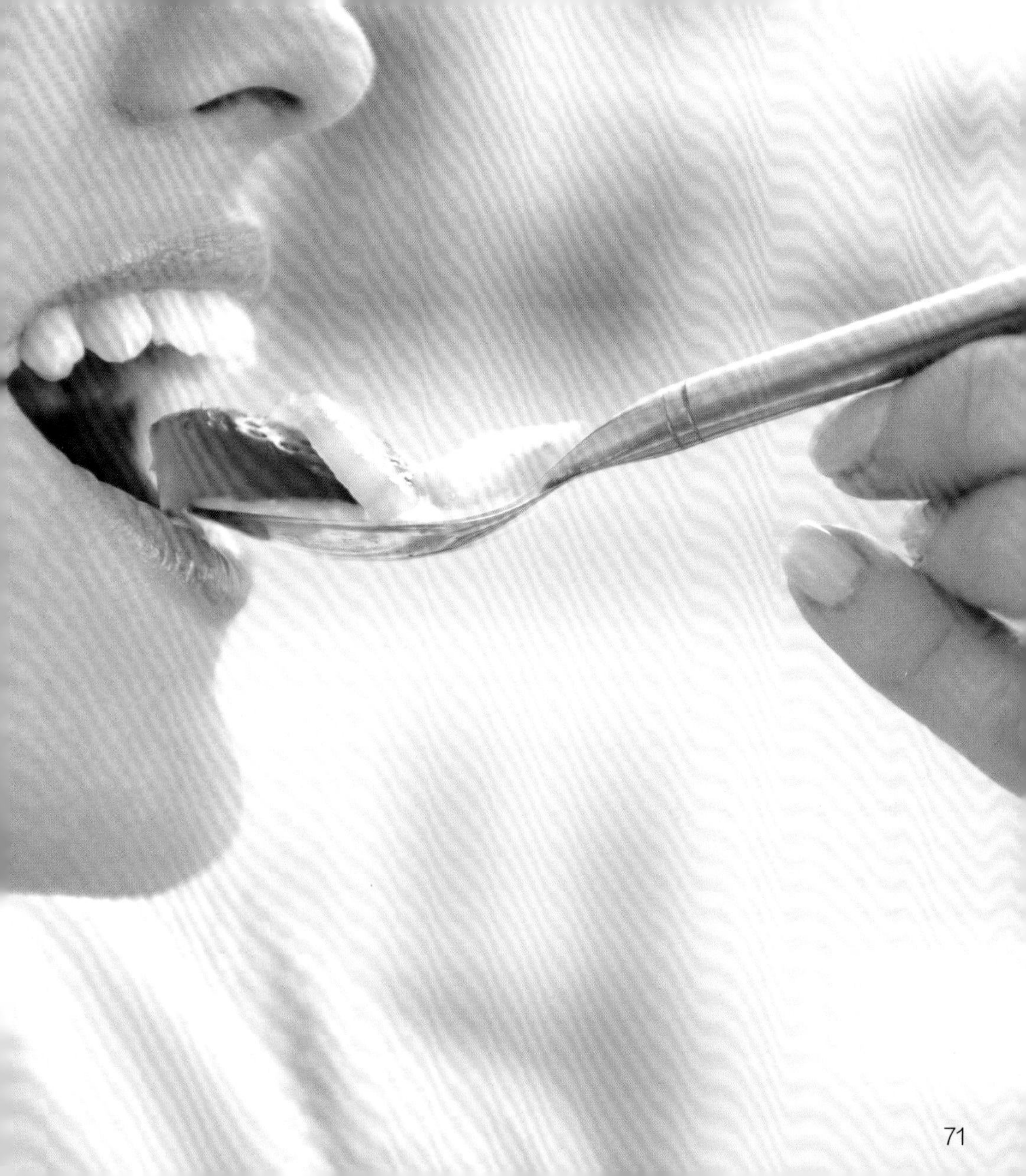

耳朵

耳朵分为三部分：外耳、中耳和内耳。外耳，由耳郭和外耳道组成，耳郭具有收集声波的作用，外耳道是声波传导的道路；中耳，包括鼓室、咽鼓管、听骨链和中耳小肌等结构，主要功能是将外耳收集到的声波有效地传递到内耳淋巴液；内耳，分为耳蜗和前庭器官两部分，兼具听觉和维持平衡的双重功能。

你知道吗？

在外耳道的软骨部位长有耵聍腺，其淡黄色、黏稠的分泌物叫作耵聍，就是俗称的“耳屎”。耳屎可以保护外耳道的皮肤，平时借助咀嚼、张口等动作，可以自行排出。但如果耳屎凝聚成团，并堵塞外耳道，就要及时清理了。

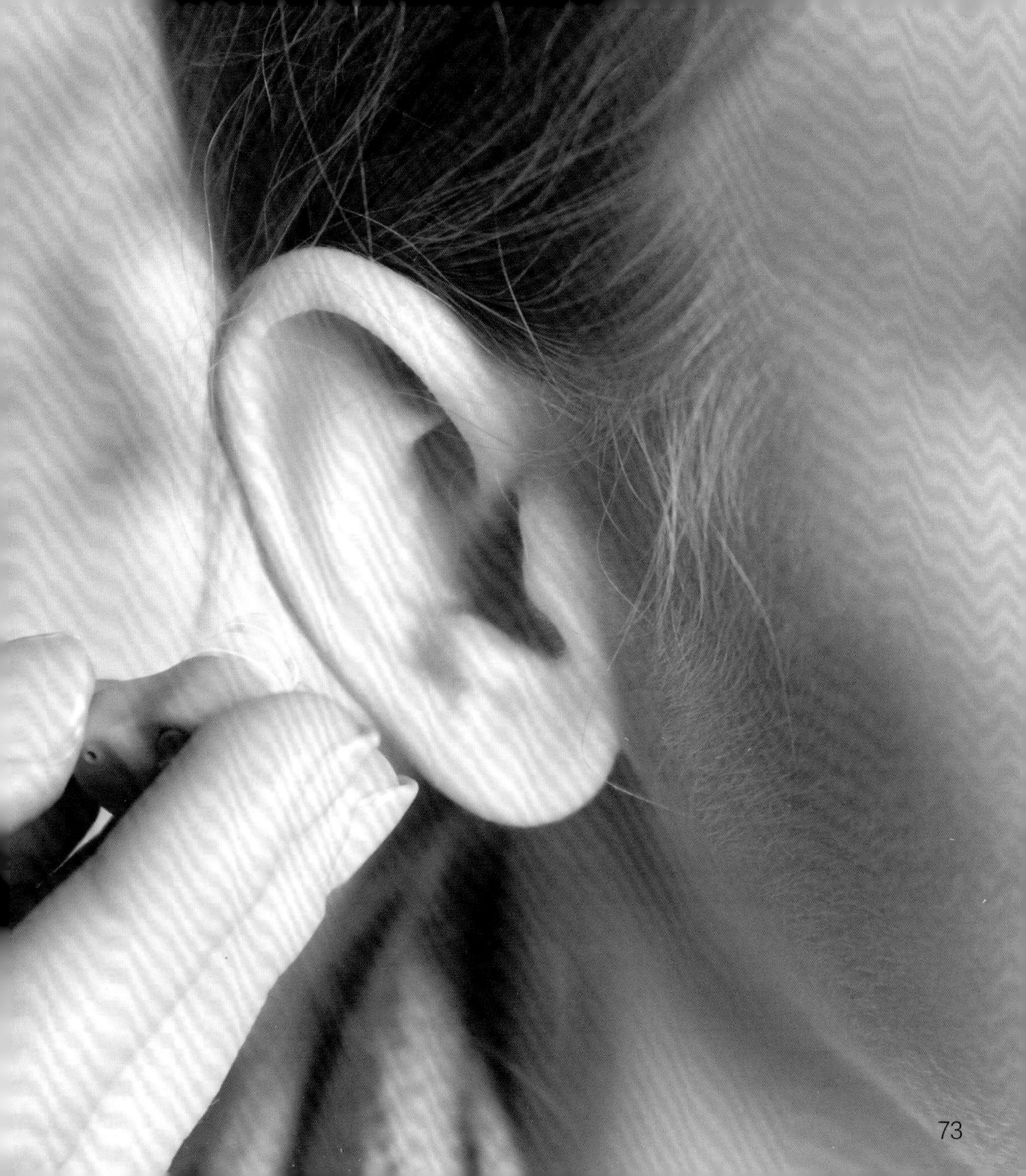

听觉

物体振动产生的声波被耳郭收集，通过外耳道传到鼓膜，使其振动。振动会通过鼓膜传到中耳的听小骨。听小骨会推拉耳蜗进口处的卵圆窗膜，使耳蜗里的淋巴液产生涟漪状的振动。这些振动会被耳蜗里的纤毛细胞感受到，继而将其转化为神经信号传给大脑皮层的听觉中枢，形成听觉。

你知道吗？

有些原因会引起一定的听力障碍，例如，如果耳蜗里缺乏足够的毛细胞，就接收不到声音引起的振动。这个时候，可以通过佩戴助听器来增大声音，从而使毛细胞感受到声音的刺激。

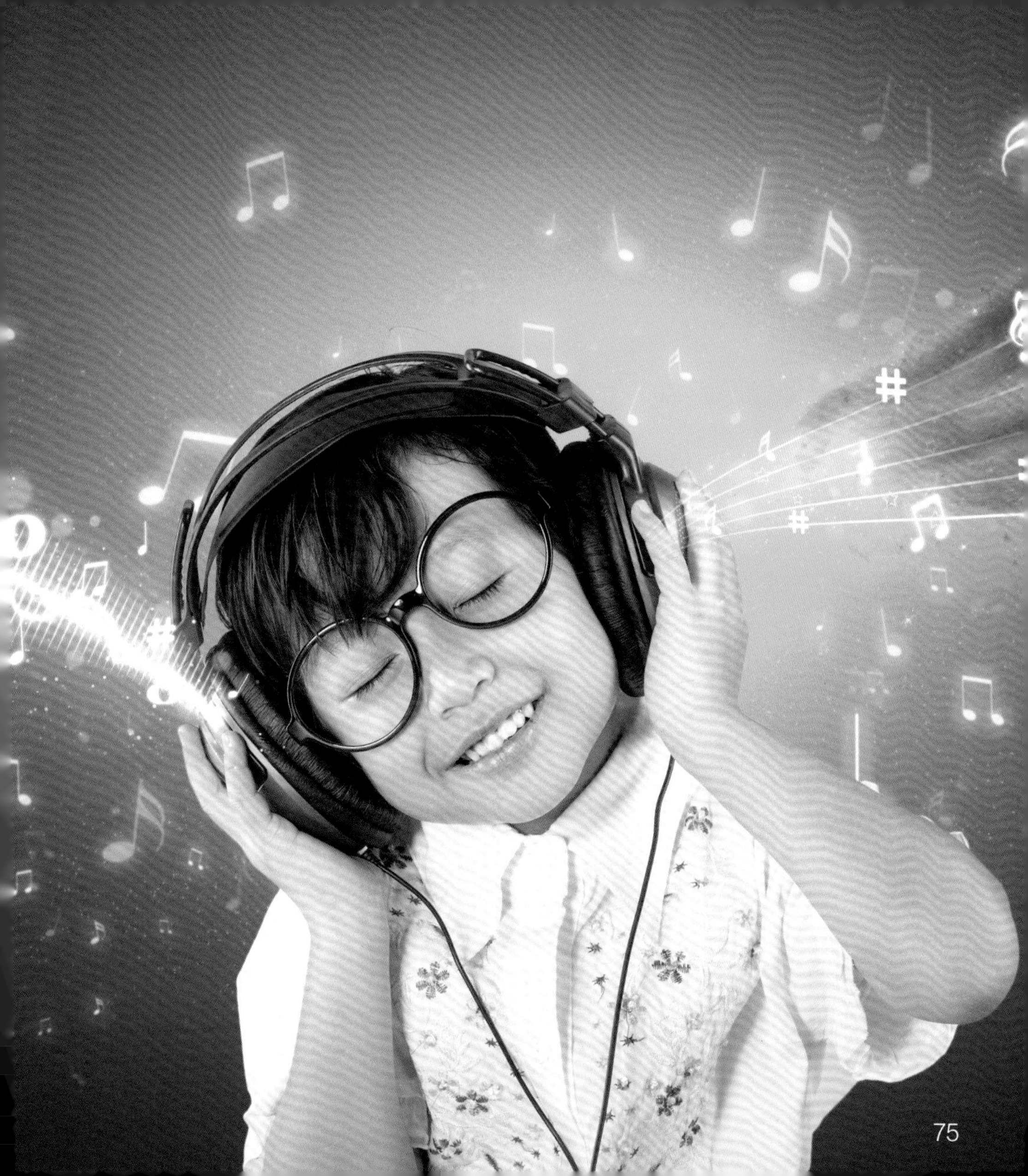

前庭器官

前庭器官位于内耳中，控制着我们身体的平衡及动作协调等。它由半规管、椭圆囊和球囊组成。其中，半规管有3个，即上半规管、后半规管和外侧半规管，可以帮助我们维持姿势和平衡。椭圆囊和球囊是感受头部位置变动或直线加速、减速运动的感受器，可以让我们感觉到方位变化和速度改变。

你知道吗？

当前庭器官受到刺激时，会伴随一些躯体调节反应，叫作前庭反应，如骨骼肌紧张、心率加快、眩晕、呕吐等。其中最特殊的为眼震颤，即当我们的身体发生旋转时所引起的眼球不自主的节律性颤动。

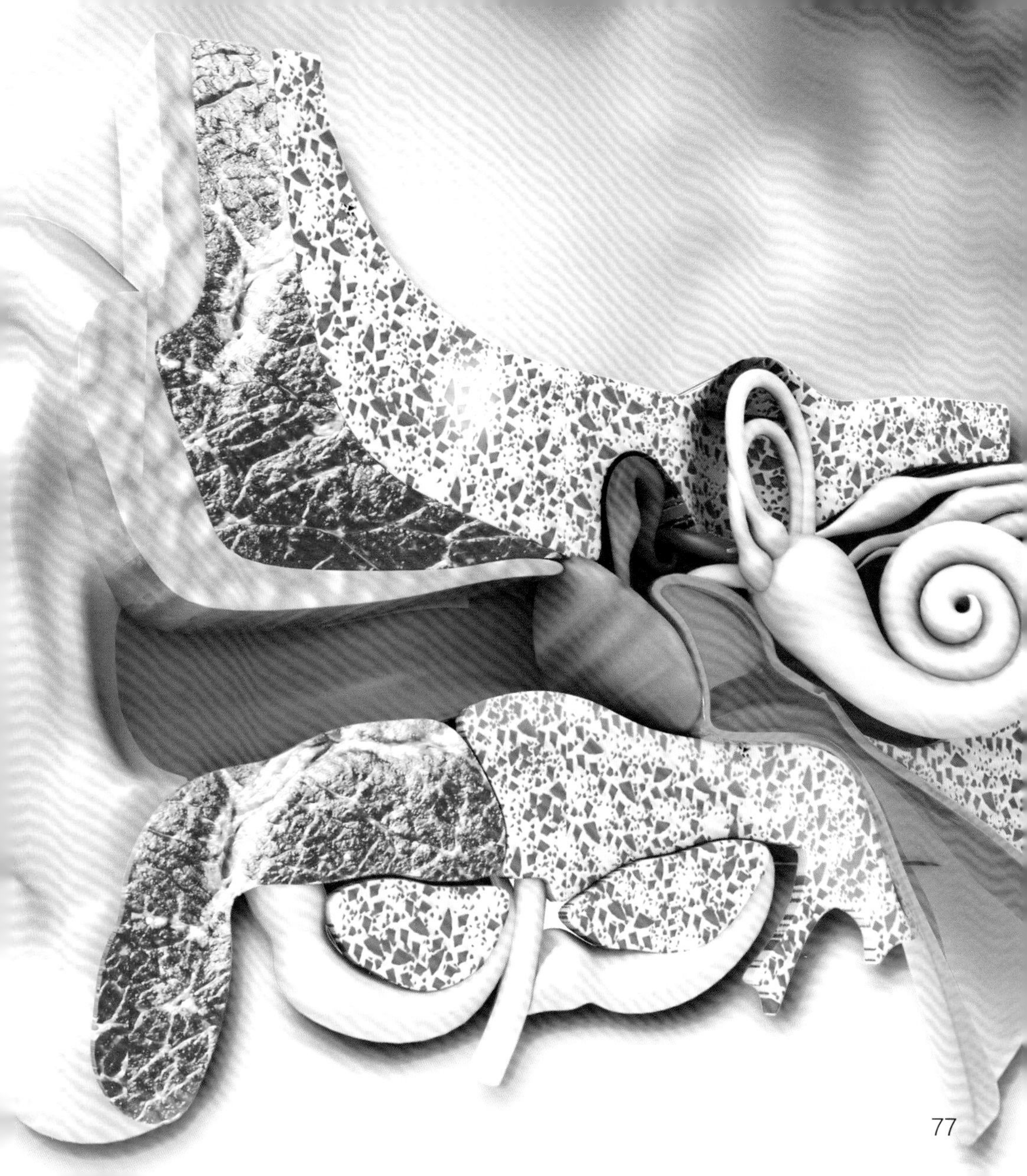

平衡觉

平衡觉又叫静觉，是人类感觉中内部感觉的一种。人体能保持平衡，主要依靠的是耳朵里面具有3个中空且充满淋巴液的环状结构，即半规管，它们是最重要的感受器。如果我们的身体没有站直，感受器就会向大脑发出警告，大脑便会告诉身体的各个部位该怎样合作以保持平衡。

你知道吗？

平衡觉的维护一般需要眼睛获取证据支持，也就是身体感知需要和眼睛看到的一致。例如当我们坐在行驶的船上时，身体能感觉到在移动，眼睛却看不到，这时大脑接受的信息就是混乱的，就会导致晕船。

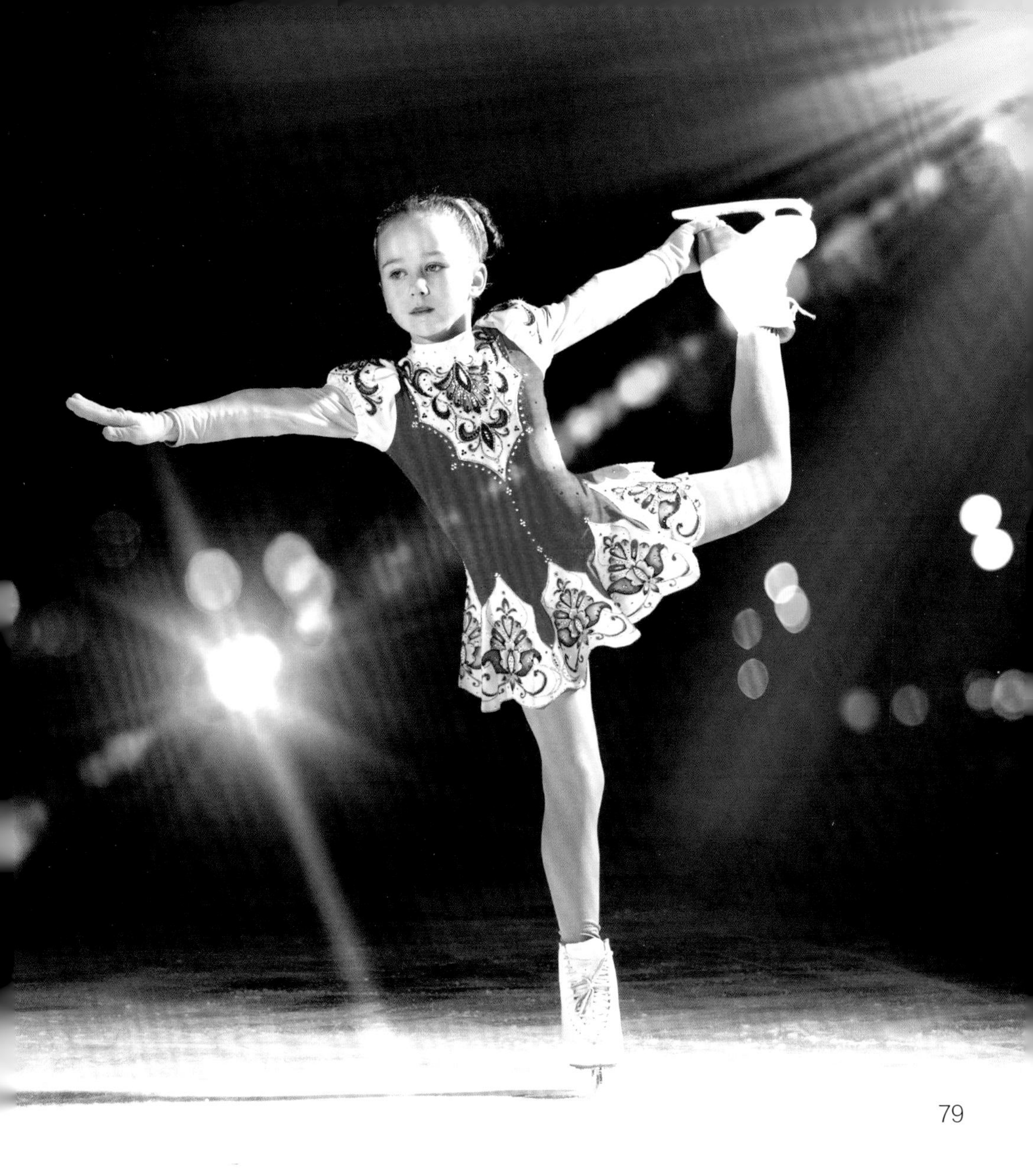

yǎn jing
眼睛

眼睛的主要部分是眼球，呈球形，由巩膜包围。巩膜在前方和角膜相接。角膜之后是晶状体，是眼睛的主要屈光系统。晶状体和角膜间的前房和后房内含有房水。晶状体后的整个眼球内充满胶状的玻璃体。眼球的内侧紧贴一层视网膜，视网膜和巩膜之间是布满血管的脉络膜。

你知道吗？

眼睛不仅可以探测周围环境的明暗，还能提供视觉，是人类最重要的感觉器官之一。读书也好，欣赏美景也好，观看影片也好，都需要眼睛。实际上，我们大脑中约有80%的信息都是通过眼睛获取的。

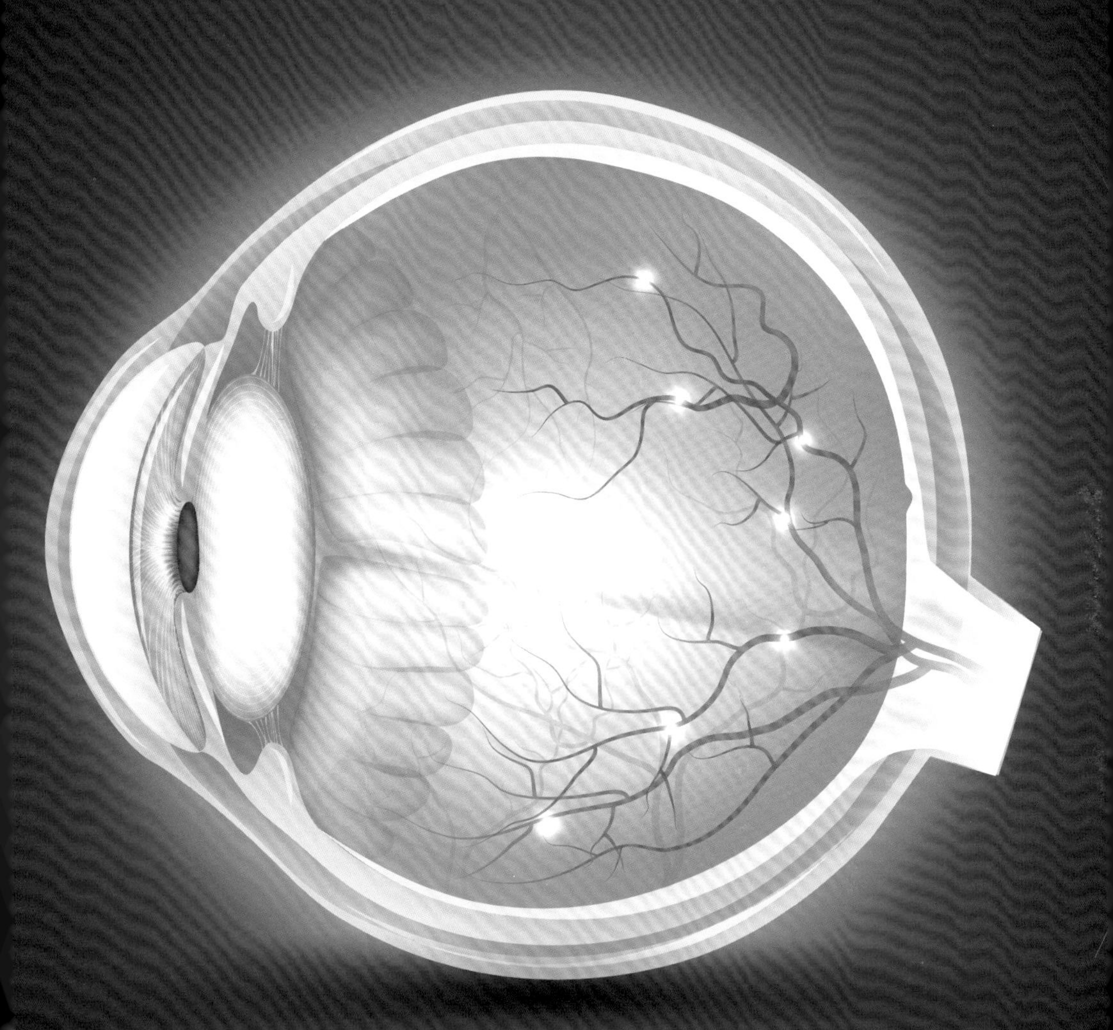

视觉

物体反射出的光线会通过眼睛前部的角膜进入眼睛，之后通过瞳孔到达晶状体。经过晶状体的反射，光线聚焦到眼球后面的视网膜上。视网膜上的感光细胞将视觉信息转变为神经信息。视神经就会把这些信息带给大脑。大脑将之加工整理后，我们就可以看到物体了。这就是视觉的产生过程。

你知道吗？

如果远处物体的像不能聚焦到视网膜上，我们就称这种情况为近视眼。近视眼只能看清近处的物体，看不清远处的物体。老年人常常出现相反的情况，即远视眼。他们能看清远处的物体，却看不清近处的物体。

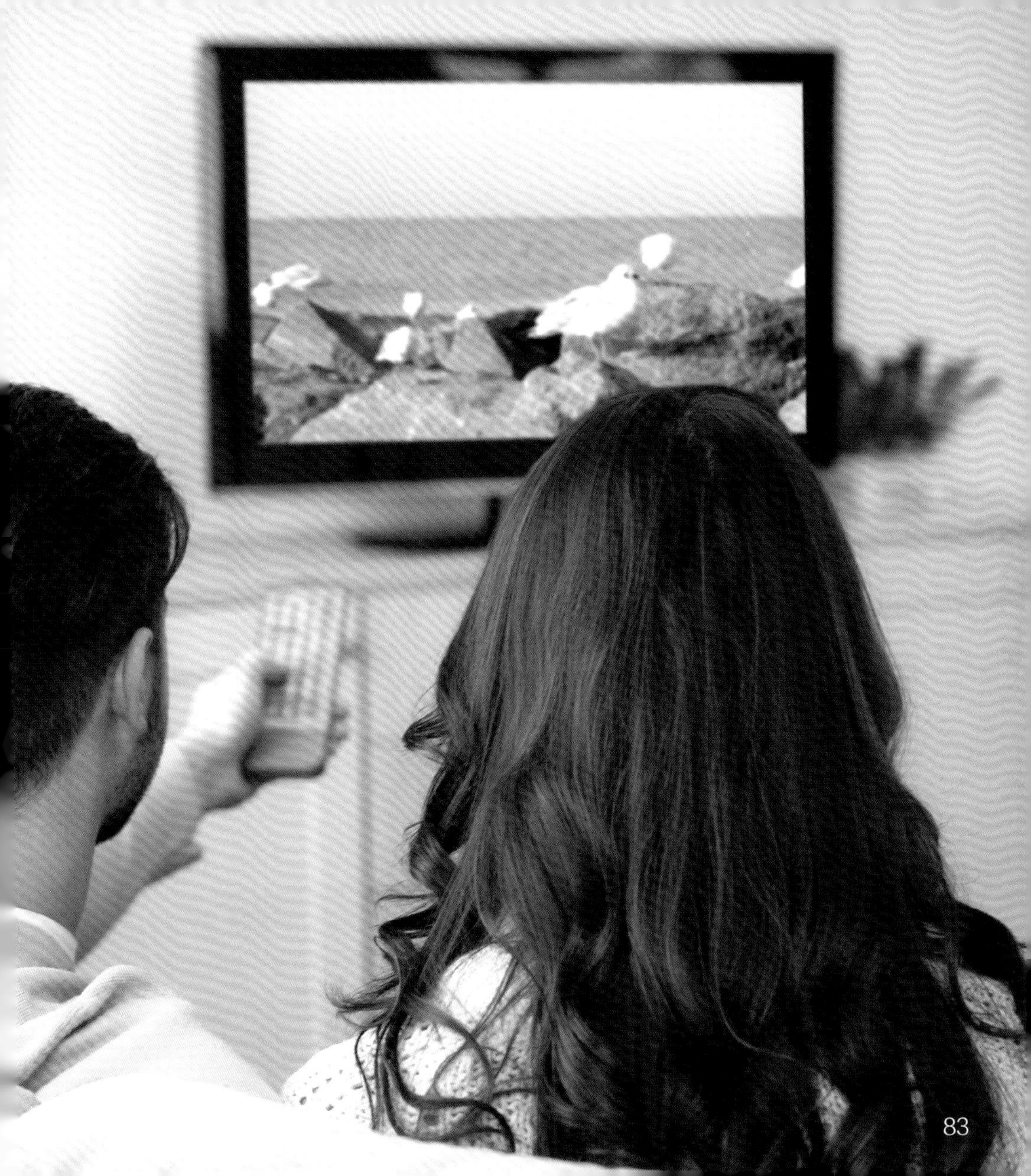

痛觉

痛觉是人体受到刺激时所产生的一种不愉快的感觉。痛觉可分为三类：皮肤痛是指皮肤受到伤害性刺激引起的疼痛，如手指被割破产生的疼痛；内脏痛是指伤害性刺激作用于内脏器官引起的疼痛，如饮食不当引起的腹痛；牵涉痛是指某些内脏疾病引起的体表某一部位的疼痛，如阑尾炎引起的肚脐周围的疼痛。

你知道吗？

疼痛发生时常常伴有情绪变化和防御反应，所以说痛觉其实是一种警戒和求助的信号。如果我们没有痛觉，也就感觉不到疼痛，那么当身体受到伤害时，我们就有可能意识不到，这反而是危险的。

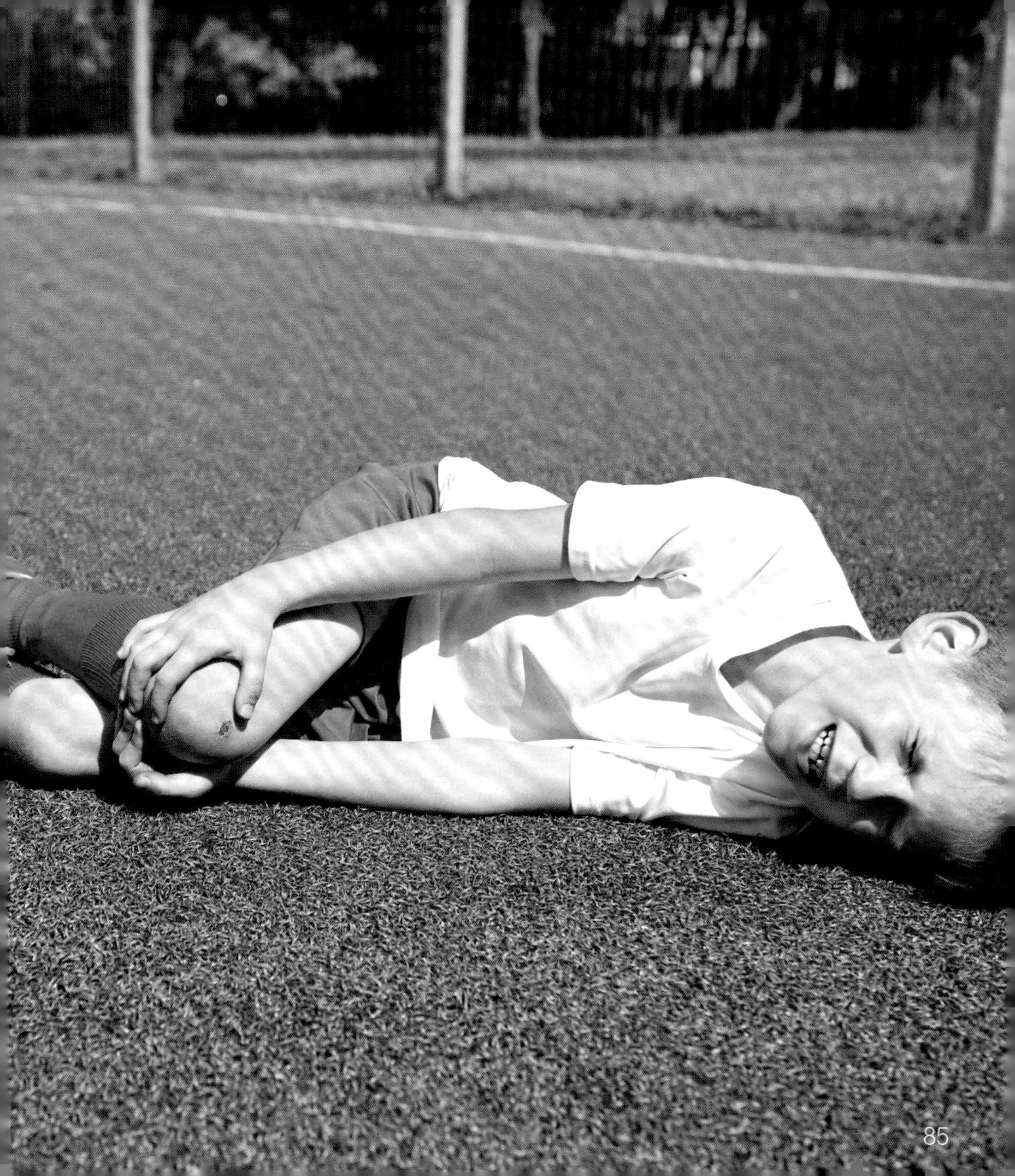

扫一扫 听一听

hū xī xì tǒng
呼吸系统

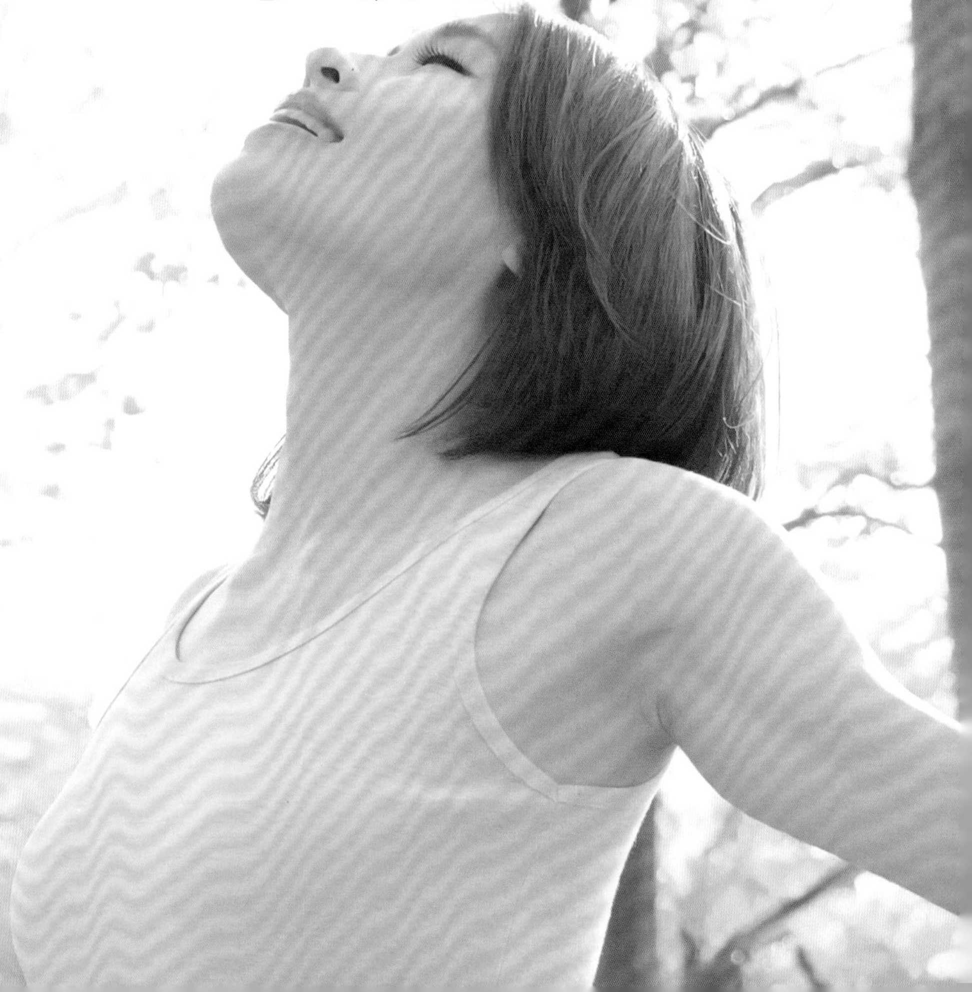

我们的身体在进行新陈代谢的过程中要不断地消耗氧气，同时产生二氧化碳。因此，机体需要不断地从外界摄取氧气，并向外界排出二氧化碳，这一过程称为呼吸。我们的每次吸气都会把空气中的氧气带给血液。富含氧气的血液流经全身，从而使身体各处的细胞都能得到氧气和养料的供应。

xī jìn hé hū chū
吸进和呼出

wǒ men de shēn tǐ xū yào tōng guò xī jìn kōng qì lái dé dào
我们的身体需要通过吸进空气来得到
yǎng qì de chí xù gōng yìng fǒu zé wǒ men jiù wú fǎ cún huó
氧气的持续供应，否则我们就无法存活。
yǔ cǐ tóng shí wǒ men tǐ nèi suǒ chǎn shēng de èr yǎng huà tàn yě
与此同时，我们体内所产生的二氧化碳也
xū yào jí shí pái chū yě jiù shì hū chū fèi nèi de qì tǐ
需要及时排出，也就是呼出肺内的气体。
suī rán xī qì hé hū qì de qì tǐ jiāo huàn shì zài fèi zàng nèi fā
虽然吸气和呼气的气体交换是在肺脏内发
shēng de dàn zhè ge guò chéng què shì tōng guò xiōng bù de jī ròu yùn
生的，但这个过程却是通过胸部的肌肉运
dòng lái wán chéng de yīn wèi fèi zàng běn shēn bú huì dòng
动来完成的，因为肺脏本身不会动。

你知道吗？

呼吸是自主发生的，由脑干负责，它通过监控血液里二氧化碳的含量来控制呼吸频率。例如，跑步时血液里的二氧化碳含量会增多，此时我们的呼吸频率就会加快，这是为了给机体提供更多的氧气，并及时排出增多的二氧化碳。

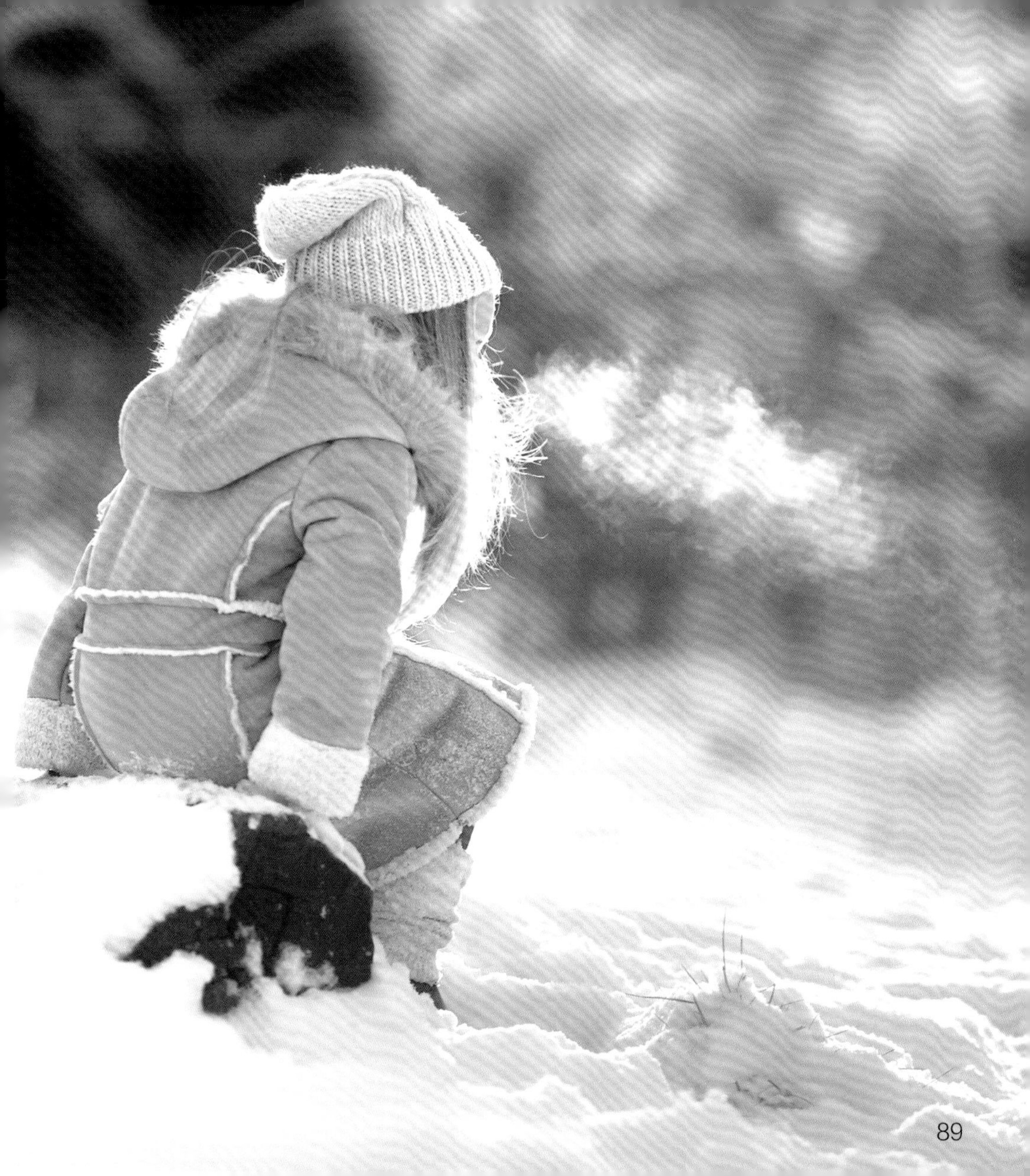

呼吸道

呼吸道是指我们呼吸时气流所经过的通道，分为上、下两个部分：鼻、咽、喉合称为上呼吸道，气管、主支气管和肺部的各种支气管合称为下呼吸道。我们平常所说的感冒，大都是指上呼吸道感染。如果是下呼吸道感染，就可能引发支气管炎、支气管扩张和肺炎等病症。

你知道吗？

呼吸道是气流的通道，水和食物不能进入，否则我们就会被呛着。一般情况下，当我们吃东西或喝水时，呼吸就会停止。舌根后方有一个叫作会厌的结构。吞咽时，会厌会盖住喉的入口，避免食物或水进入呼吸道。

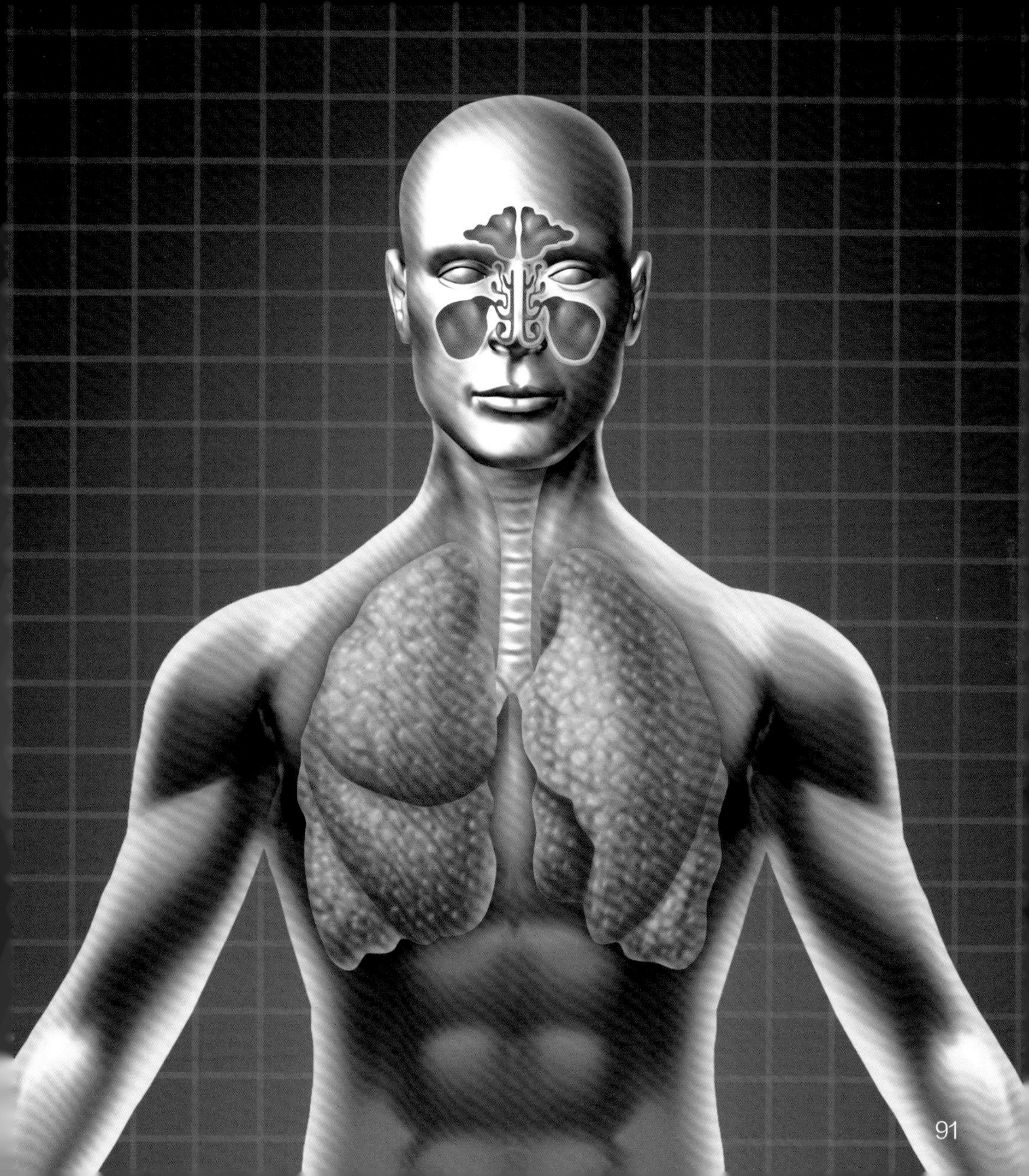

气管和支气管

气管和支气管是连接喉与肺之间的管道部分，它们不仅是气流通过的管道，气管中的黏膜还有吸附空气中的尘粒，将尘粒经鼻或口排出的功能。气管由软管、肌肉、结缔组织和黏膜构成，分为左、右两支。每一支又再分成较小的树枝状支气管、细支气管等。

你知道吗？

气管壁上有黏液腺，其分泌的黏液可以粘住所吸入的空气中的灰尘。气管壁内表面还长有纤毛。纤毛通过摆动，可以将粘有灰尘的黏液推至喉的方向，然后通过咳嗽将其排出体外，这就是咳痰。

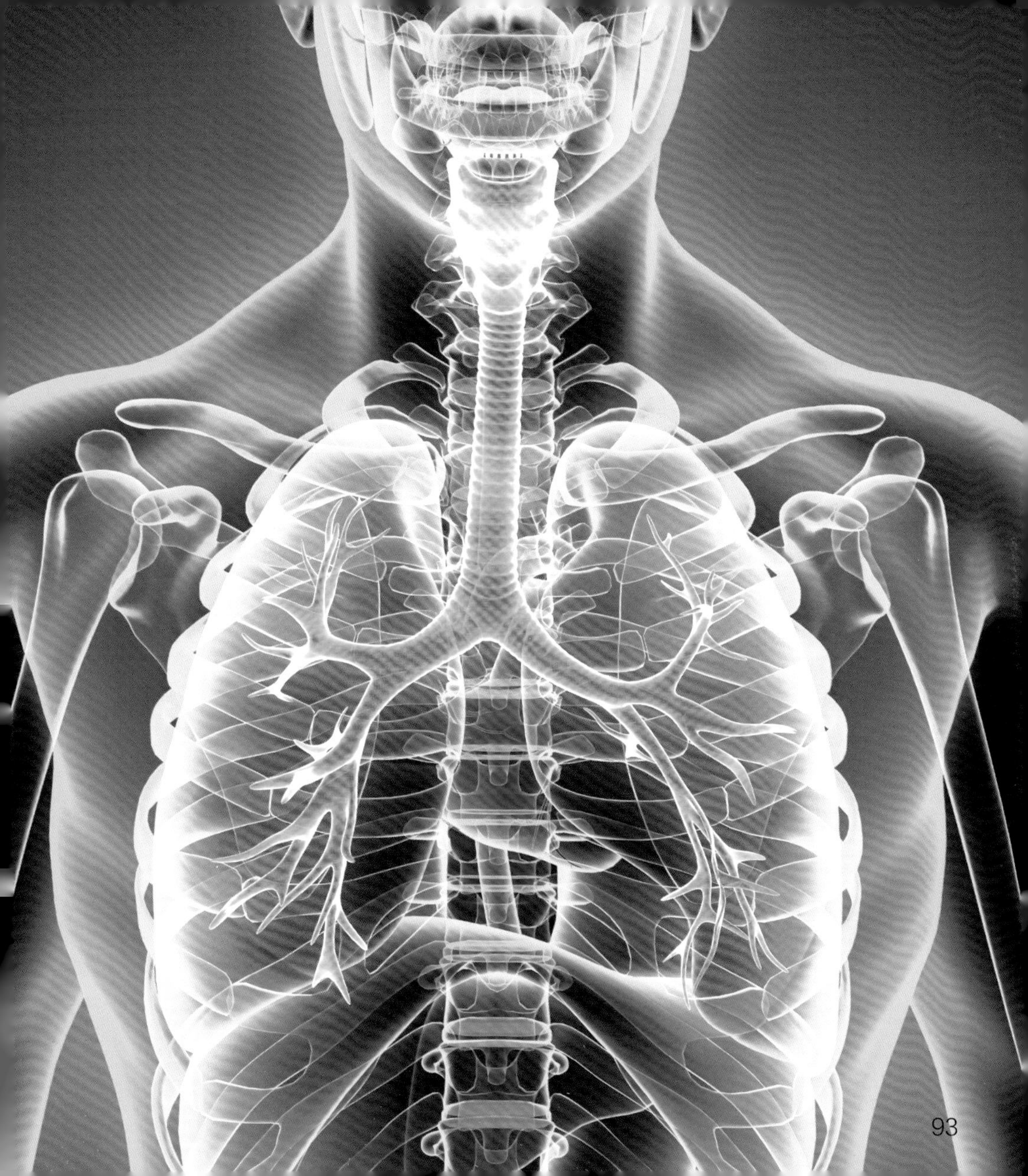

fèi zàng jié gòu
肺脏结构

fèi zàng wèi yú wǒ men de xiōng qiāng lǐ，zuǒ yòu gè yī，qí gōng néng shì gěi wǒ men de xuè yè gōng yǎng，bìng bǎ xuè yè zhōng de èr yǎng huà tàn pái chū qù。fèi zàng de biǎo miàn fù yǒu yì céng guāng huá de mó。fèi zàng de nèi bù yǒu zhe shù yǐ wàn jì de wēi xiǎo qì náng——fèi pào。mì mì má má de xuè guǎn zé xiàng wǎng luò yí yàng fēn bù zài fèi pào shàng。wǒ men xī jìn de yǎng qì hé pái chū de èr yǎng huà tàn jiù shì zài fèi pào lǐ jìn xíng jiāo huàn de。

肺脏位于我们的胸腔里，左右各一，其功能是给我们的血液供氧，并把血液中的二氧化碳排出去。肺脏的表面覆有一层光滑的膜。肺脏的内部有着数以万计的微小气囊——肺泡。密密麻麻的血管则像网络一样分布在肺泡上。我们吸进的氧气和排出的二氧化碳就是在肺泡里进行交换的。

你知道吗？

在五脏六腑之中，肺脏的位置是最高的，可以保护其他内脏器官免受侵袭。同时，这个位置也让肺脏最容易受到从口鼻进入体内的病菌的影响，而且，其他脏腑的病变也常常会连累到肺脏。

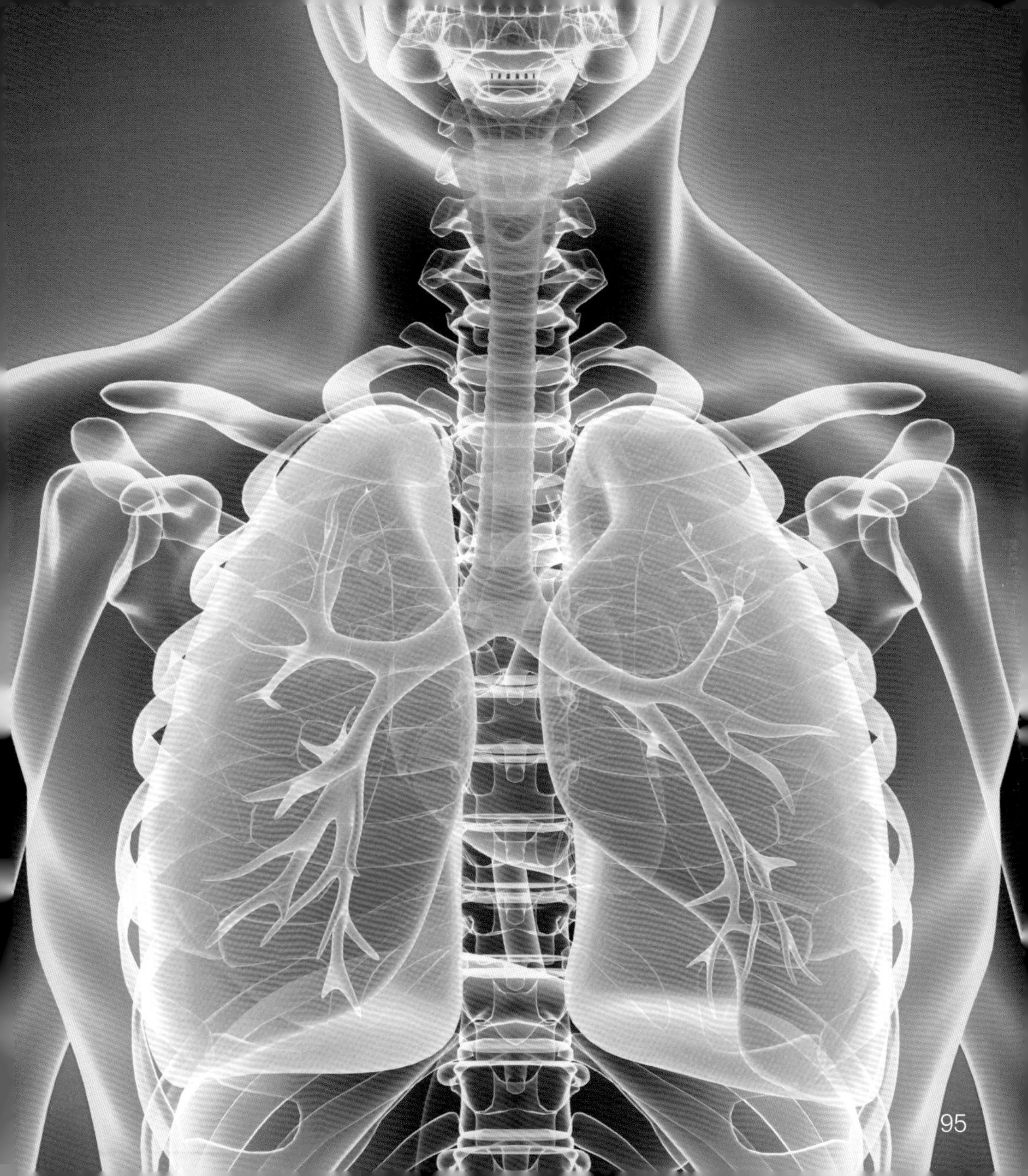

dǎ pēn tì

打喷嚏

rú guǒ yǒu cì jī wù jìn rù le bí qiāng wǒ men jiù huì
如果有刺激物进入了鼻腔，我们就会
jí sù de měng xī yí dà kǒu qì tóng shí bì shàng yǎn jing lèi
急速地猛吸一大口气，同时闭上眼睛，肋
jiān jī shōu jǐn yǐ jǐ yā fèi bù jiē zhe jiù huì pēn chū yì gǔ
间肌收紧以挤压肺部；接着就会喷出一股
hěn dà de qì liú jiāng bí qiāng zhōng de yì wù qū gǎn chū lái
很大的气流，将鼻腔中的异物驱赶出来，
zhè jiù shì dǎ pēn tì dǎ pēn tì shì bí nián mó shòu cì jī suǒ
这就是打喷嚏。打喷嚏是鼻黏膜受刺激所
yǐn qǐ de yì zhǒng fáng yù xìng fǎn shè dòng zuò duì wéi chí wǒ men
引起的一种防御性反射动作，对维持我们
de shēn tǐ jiàn kāng qǐ zhe zhòng yào de zuò yòng
的身体健康起着重要的作用。

你知道吗？

有研究表明，打一次喷嚏可以喷出大约10万个唾液飞沫，这些飞沫会以极快的速度在空气中传播。所以，如果打喷嚏时不用纸巾等捂住口鼻，唾液飞沫中的细菌就会在大约2秒内附着在周围人的身上和物品上。

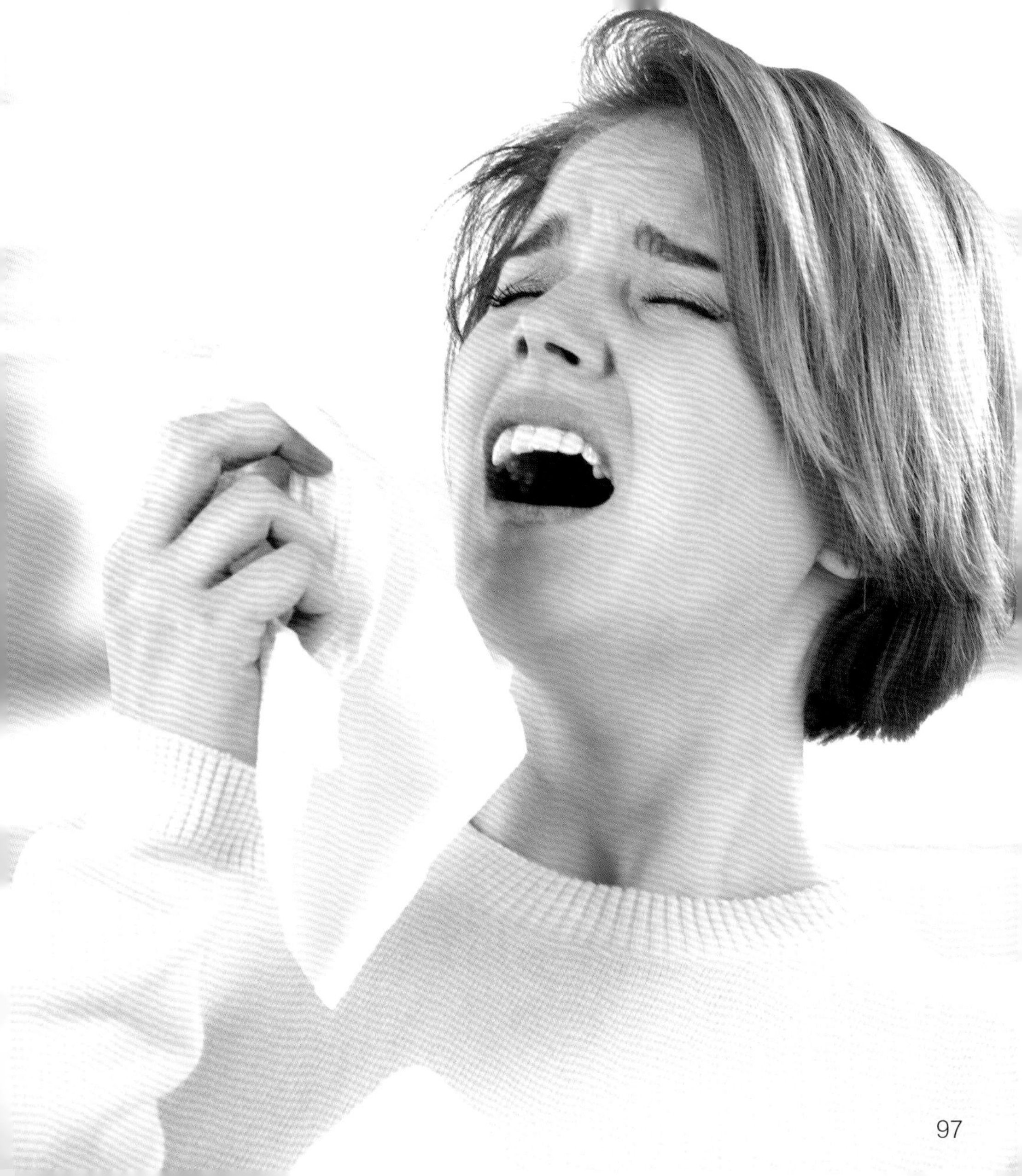

咳嗽

咳嗽是由喉、气管和支气管黏膜受到异物等刺激引起的。其过程为：深吸一口气，随之声门关闭，呼吸肌收缩，肺脏受到挤压，然后声门突然打开，肺脏内的空气猛力喷射而出，同时伴随较大的声音。咳嗽可以清除呼吸道内的异物和分泌物，和打喷嚏一样，也是我们身体的一种防御机制。

你知道吗？

除了吸入异物、受到病菌感染、食物过敏、气温变化、药物作用及剧烈运动等会引起咳嗽，某些精神因素也能引发咳嗽。例如，情绪激动、紧张焦虑或者气愤恼怒等，都可促使咳嗽发作。

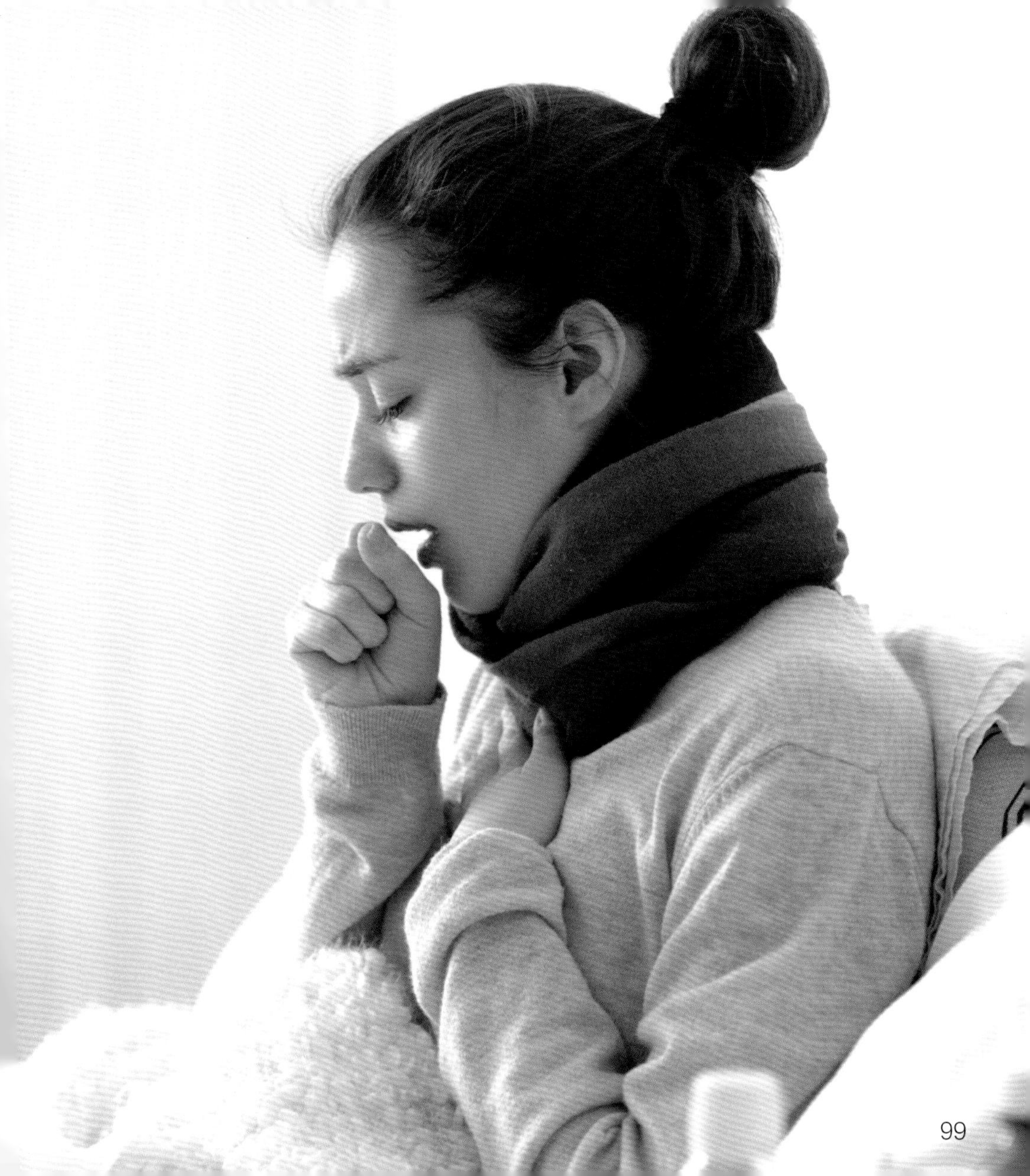

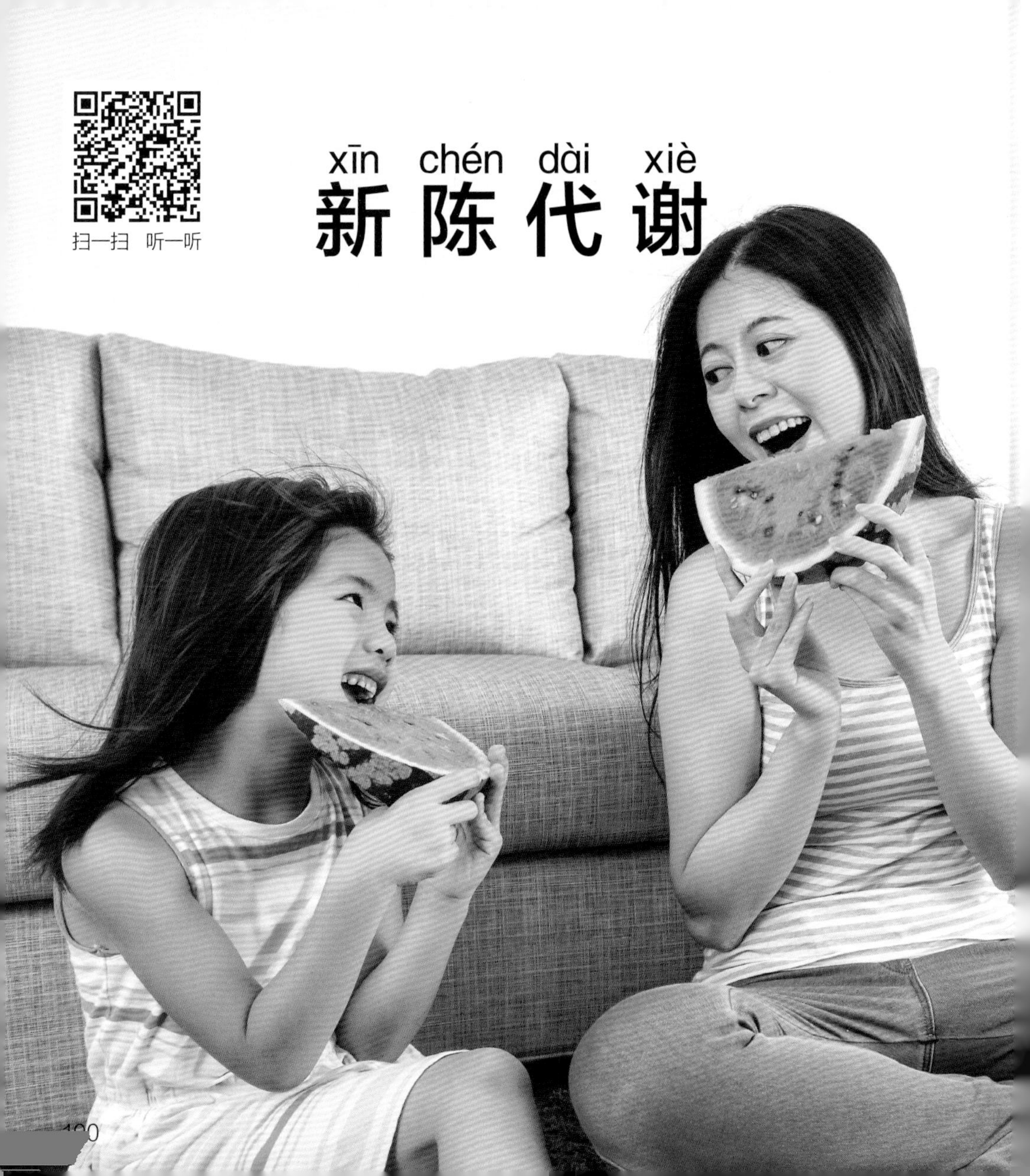

xīn chén dài xiè
新陈代谢

新陈代谢是指我们的身体与外界环境之间的物质和能量交换，以及体内物质和能量的转变过程。例如，我们通过饮食补充养料，体内各器官组织进行消化吸收，然后将不可利用的废物排出体外。新陈代谢为我们的生命活动提供了所需的一切能量。只要生命继续，新陈代谢就不会停止。

生命必需的食物

人体生长、发育、修复和维护所需的营养物质，如糖类、脂肪、蛋白质、维生素、水和无机盐等，都来自我们平时所吃的食物。不同的食物所含的营养物质不同。为了维持健康、均衡营养，我们需要养成良好的膳食习惯。因此，谷物类、水果类、蔬菜类、蛋奶类、肉类等食物都要均衡摄入。

你知道吗？

身体缺乏某种营养物质时就会引发相应的病症。例如，维生素D是骨骼生长必需的物质，如果摄入不足就会导致佝偻病。我们可以通过食用鱼类和蛋类来补充维生素D，也可以多晒太阳，促使身体自行制造维生素D。

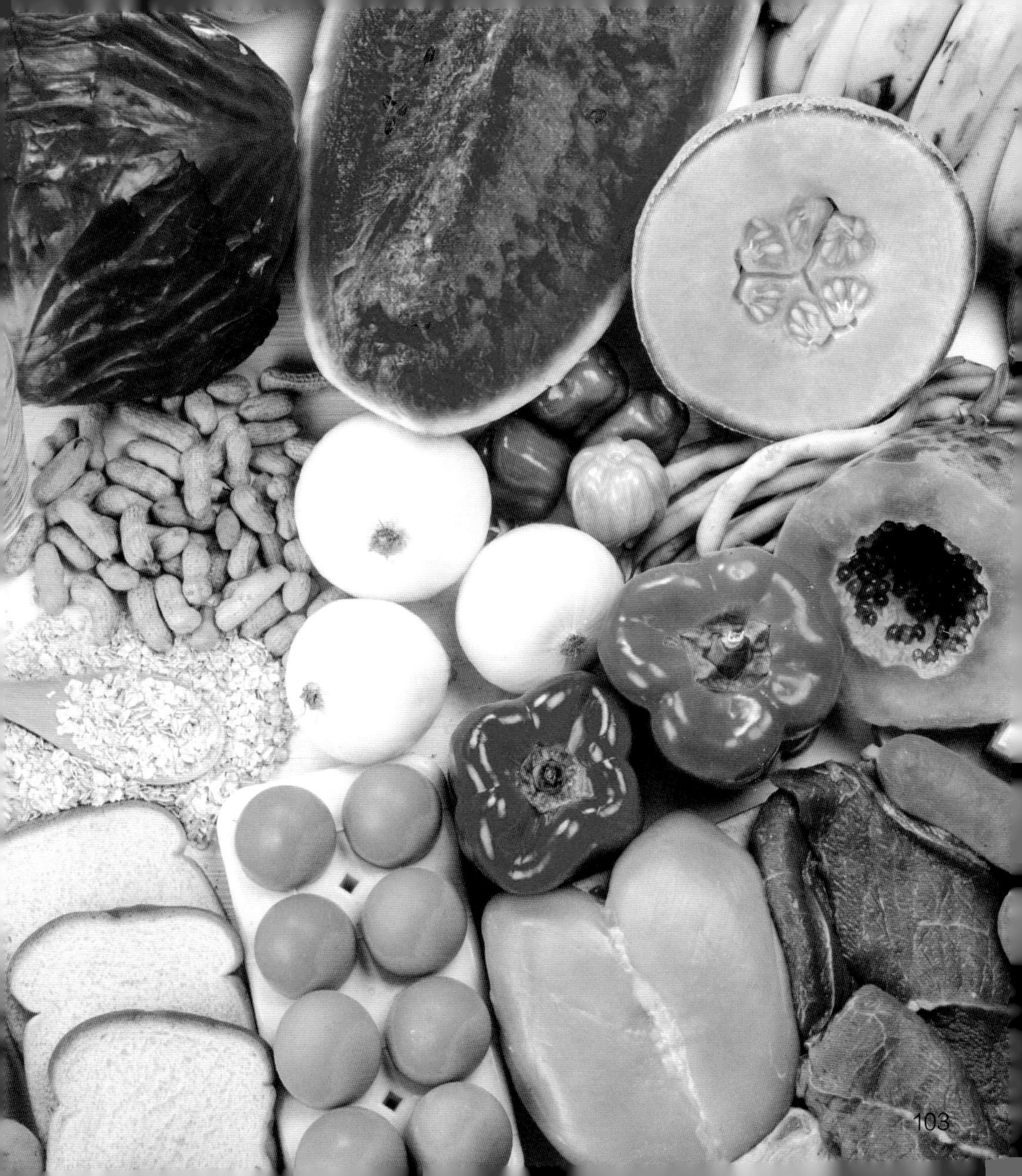

消化

食物吃进体内后，其中的营养物质并不能马上被吸收，还需要经历一个消化的过程。首先由牙齿将食物咀嚼磨碎，然后通过咽部到达食管；食管将其送到胃部，胃会储存并消化部分食物，剩下的大部分食物会在小肠里被消化、吸收；进入大肠后，消化不了的残渣就会变成粪便，最后通过直肠排出体外。

你知道吗？

食物从嘴里到胃里，需要的时间特别短，可能只有几秒钟，但其整个消化过程却需要花费大约两天的时间。这就确保了食物能够得到充分消化，并完全释放其中的营养物质，从而被我们的身体吸收、利用。

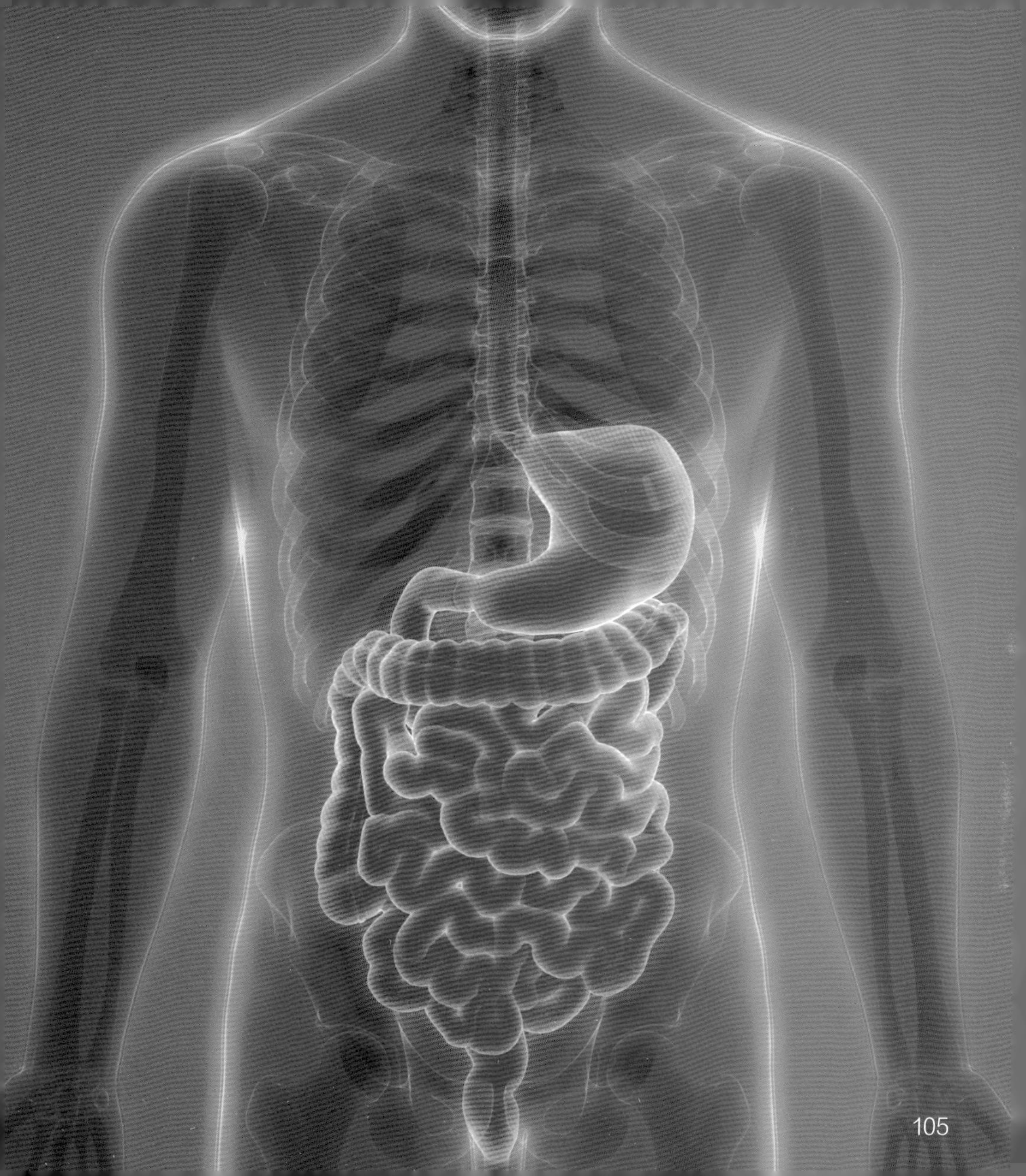

食管

食管是连接咽部和胃部的前后略扁的消化管，它的作用是把咽下的食物从咽部送到胃部。成年人的食管全长约25厘米，可以分为颈段、胸段和腹段。颈段位于气管后面；胸段位于左、右肺之间的纵膈内；腹段很短，与胃部相连。食管的结构从内向外分为四层：黏膜层、黏膜下层、肌层和外膜。

你知道吗？

食物被嚼碎后，由咽部进入食管上端。食管肌肉随即发生波形蠕动，使食物顺着食管下行至胃部。流体食物在食管内的移动速度最快，固体食物最慢。水只需1秒钟就能从咽部到达食管下端。人体躺着时，食物的移动速度会变慢。

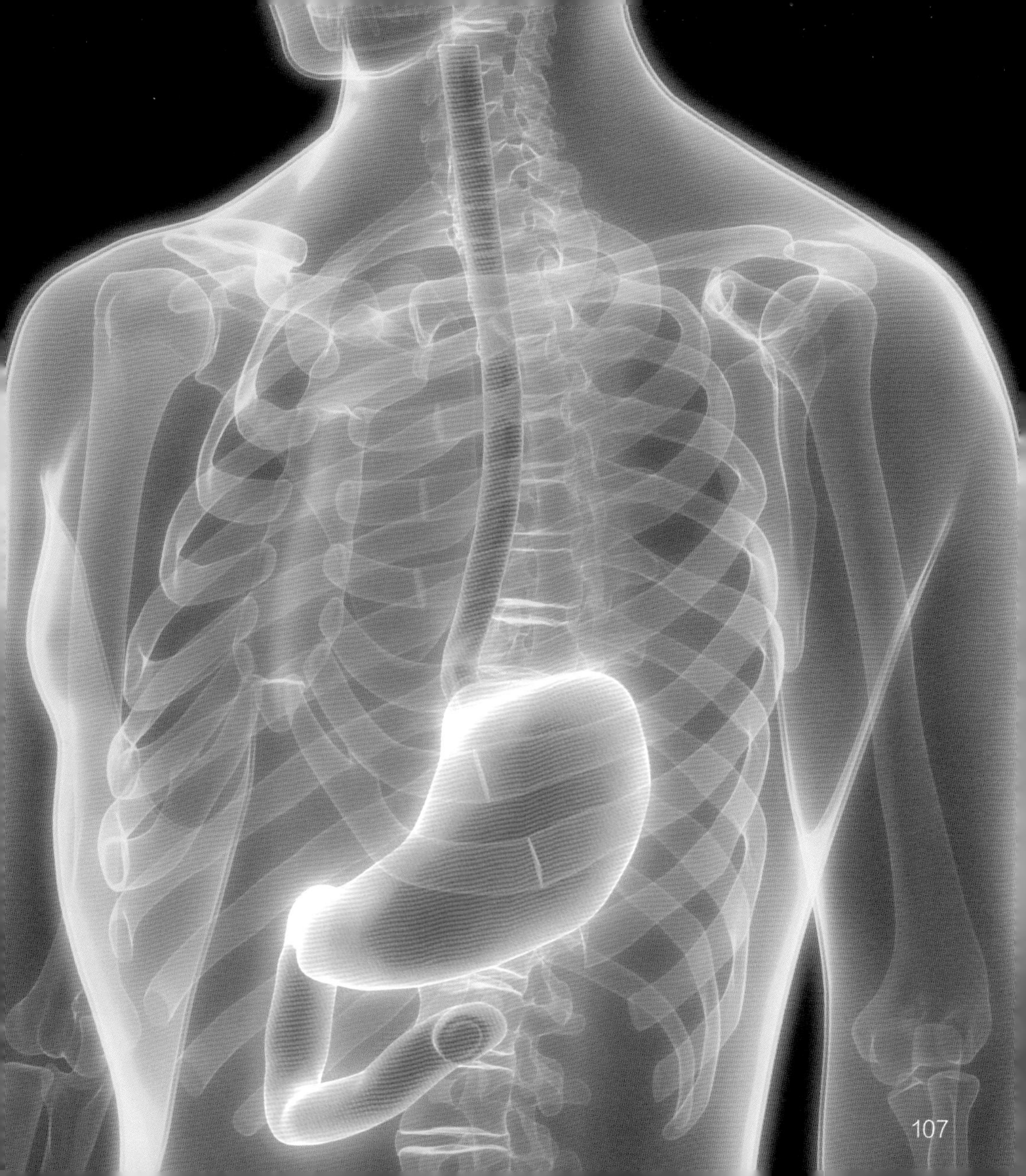

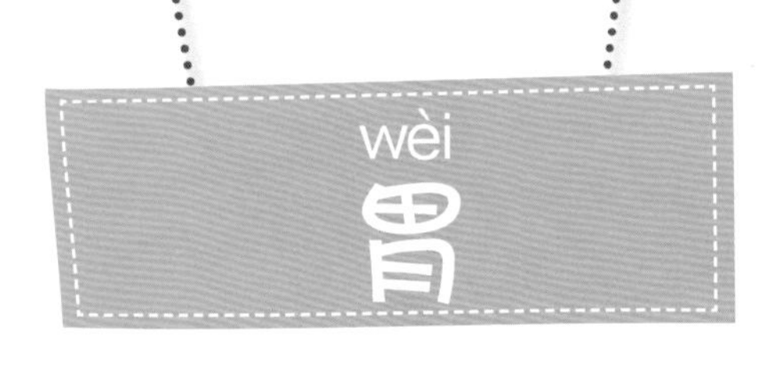

胃是我们的消化器官，它像一个肌肉袋，上接食管，下连小肠，既可以分泌酸性的胃液来消化部分食物，以分解出其中的蛋白质，又能储存食物。胃还能以一定的速度将食物送入小肠。这样小肠就有足够的时间来把大部分食物充分消化，并分解出其中的营养物质，以供身体吸收和利用。

你知道吗？

如果我们吃进去的某些食物刺激到胃的内壁，就会有恶心的感觉。这种感觉传至脑内的呕吐中枢，引起呕吐反射。反射信号便会指令膈肌和腹肌收缩，以挤压胃部，把食物往上推，然后从嘴里吐出去。

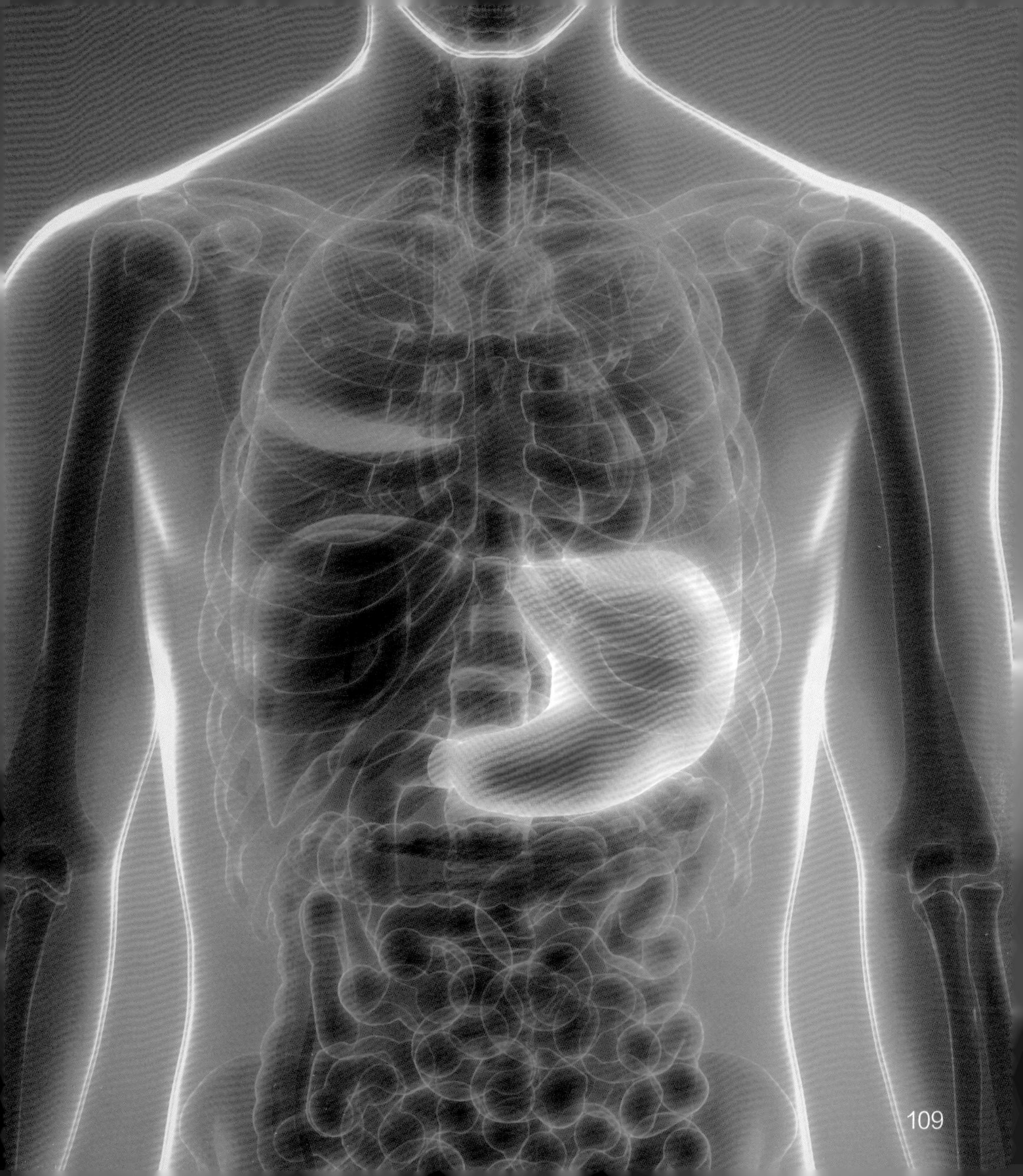

小肠

小肠是消化道中最长的部分，也是消化系统里最重要的部分，其全长约7米，所以只能盘卷起来，否则腹腔根本容纳不下。小肠分为三部分：十二指肠最短，通过来自胆囊和胰腺的消化液来消化由胃部下来的食糜；空肠和回肠没有明显界限，二者较长，食物的消化和吸收大部分是在这里进行的。

你知道吗？

小肠壁的肌肉可以做波浪形运动，既能把食物混合，又能把食物向前推动。而且，小肠的内壁上覆盖着数以万计的绒毛，这些绒毛呈手指状的微小突起，大大加强了对营养物质的消化和吸收。

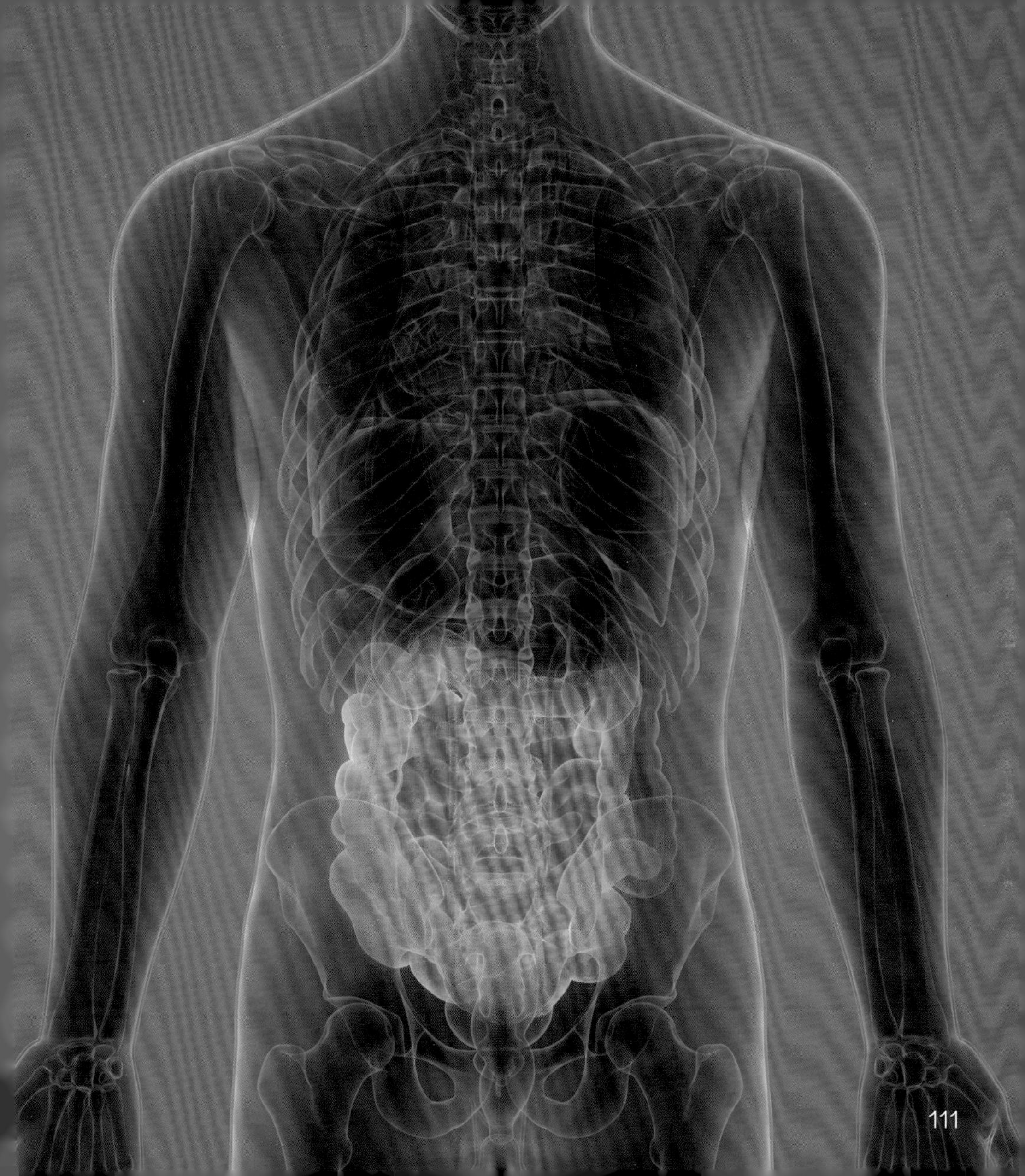

大肠

大肠是消化道的最后一段，其宽度是小肠的2倍，但长度只有小肠的1/4。小肠消化不了的废物会进入大肠，其中的水分被大肠吸收后，剩下的废物就变成半固体的粪便。大肠分为三部分：盲肠最短；结肠最长，粪便在这里形成和移动；直肠接收从结肠过来的粪便，并将其排出体外。

你知道吗？

阑尾是一根从盲肠突出来的盲管，人们一度认为它没有任何功能。后来发现，阑尾其实是人体免疫系统的一部分，它可以储存对人体友善的细菌。腹泻时，结肠里的友善细菌排出后，阑尾里的友善细菌就会及时补充进去。

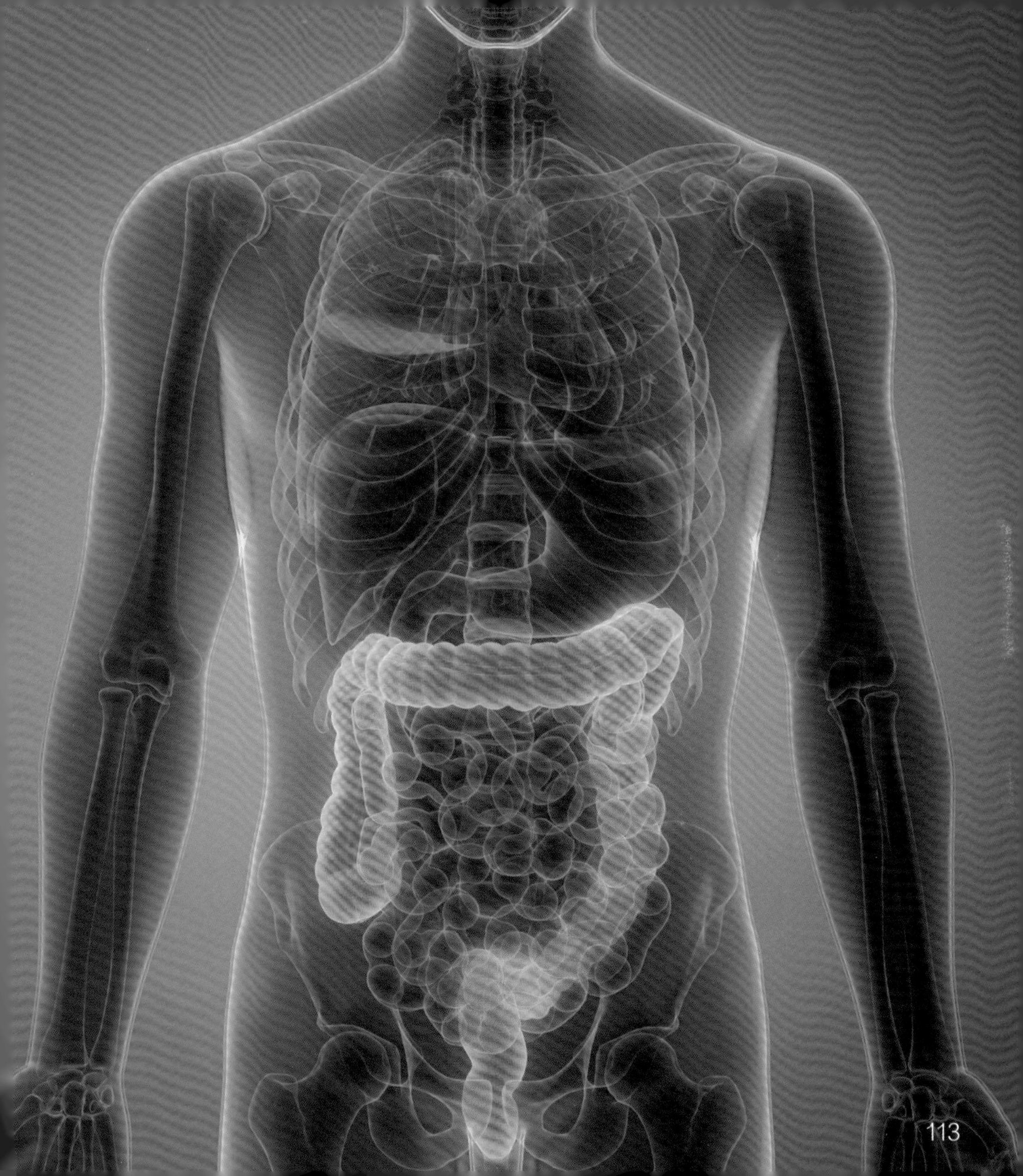

肝脏

肝脏是人体内脏里最大的器官，位于腹部。它就像我们体内的一个化工厂，可以完成近500项不同的工作。例如，肝脏可以将来自体外或体内的各种非营养性物质，通过新陈代谢彻底分解或以原形排出体外，这就是肝脏的解毒功能。肝脏还能分泌胆汁以分解脂肪、储存维生素和无机盐，以及释放热量等。

你知道吗?

肝脏的排毒时间为凌晨1-3点，此时我们应该让身体进入熟睡状态，利于肝脏排毒。如果我们此时不睡，就会给肝脏的工作带来压力，时间久了就会造成肝功能损伤。

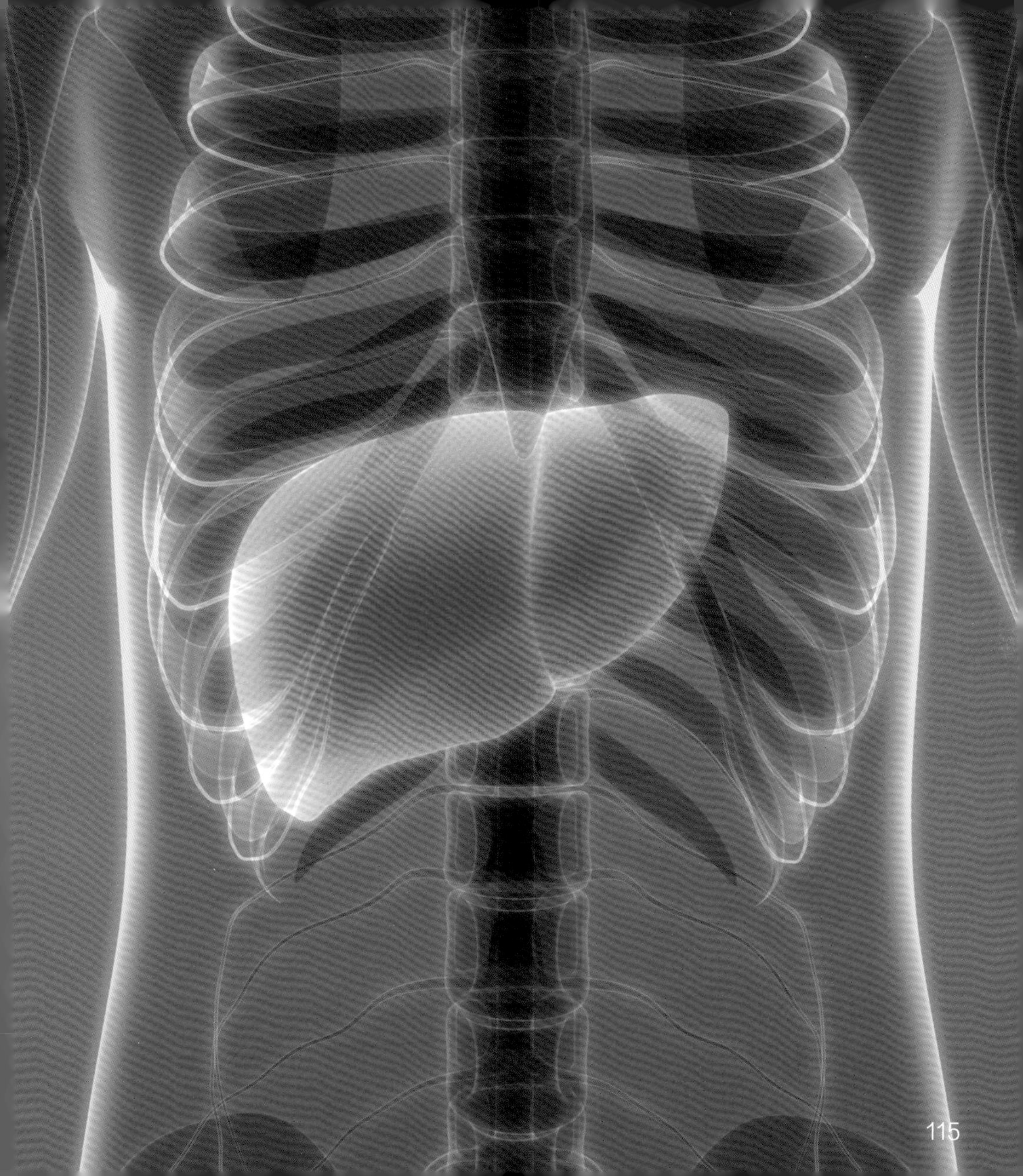

泌尿系统

泌尿系统由肾脏、输尿管、膀胱和尿道组成，主要功能是将机体代谢过程中所产生的各种不被利用或者有害的物质输送出体外，也就是排泄。肾脏对我们体内的血液进行加工过滤。过滤后的多余水分和废物就是尿液，输尿管会将尿液送到膀胱。当我们小便时，尿液便顺着尿道排出体外。

你知道吗？

每1分钟内都有大约1升的血液通过我们的肾脏，血液在这里被过滤、净化。与此同时，尿液也在不间断地、一滴一滴地生成，并在输尿管波浪状收缩的作用下到达膀胱。一个人每天大约可产生1.5升尿液。

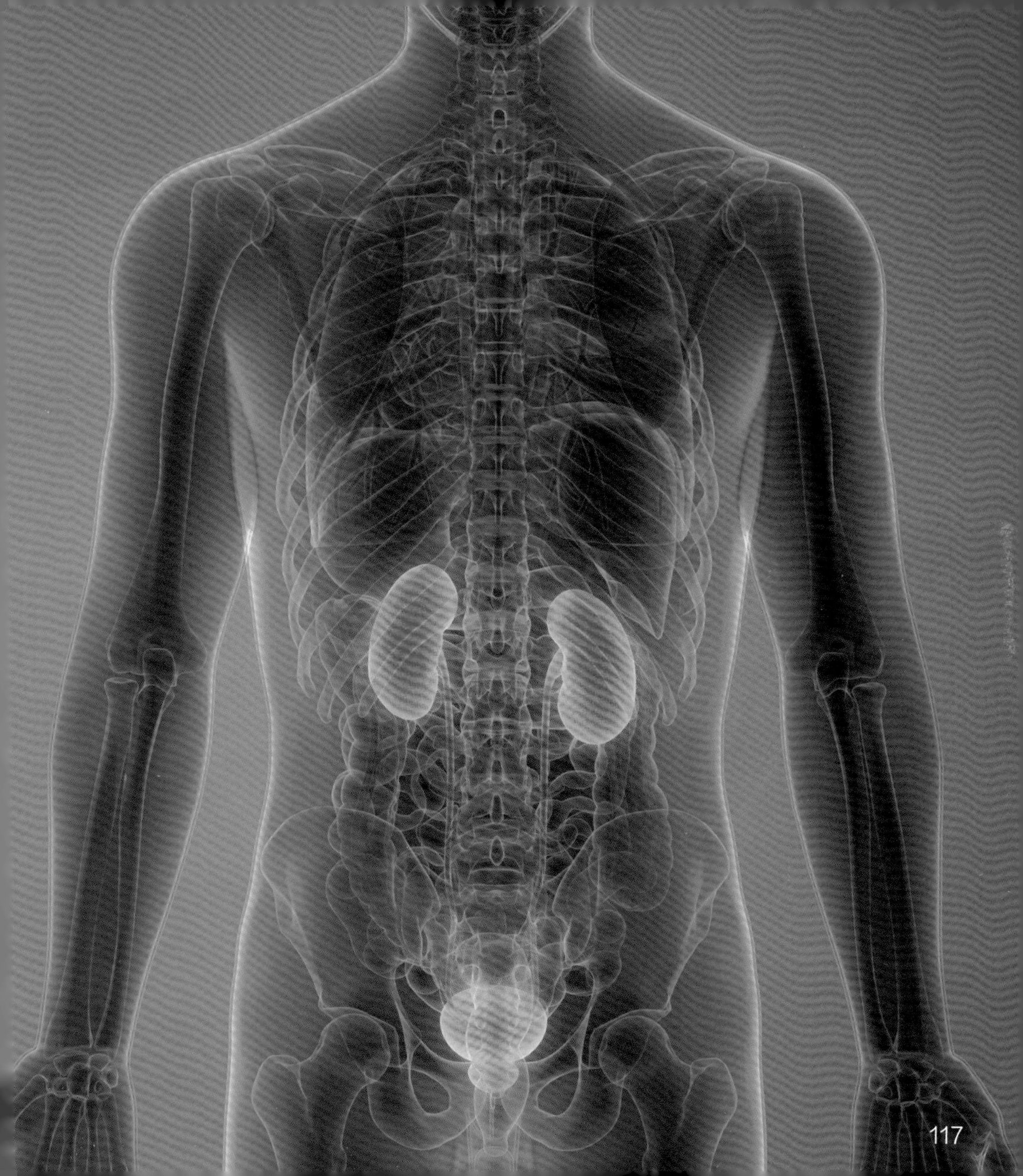

shèn zàng
肾脏

肾脏只占我们体重的1%，却会消耗我们体内25%的氧气，这是因为它需要没日没夜不停地工作。为了让我们的身体功能处于最佳状态，血液的成分必须被严格控制。这项工作就是由肾脏来完成的。肾脏通过生成尿液来清除体内的代谢产物和一些有毒废物，从而保证血液的成分，稳定机体内环境。

你知道吗？

如果肾脏出了问题，并且无法进行肾脏移植手术，就需要借助血液透析的方法来净化血液了。血液透析是指用透析器将体内血液引流至体外，来进行物质交换，最终净化血液的一种治疗方式。

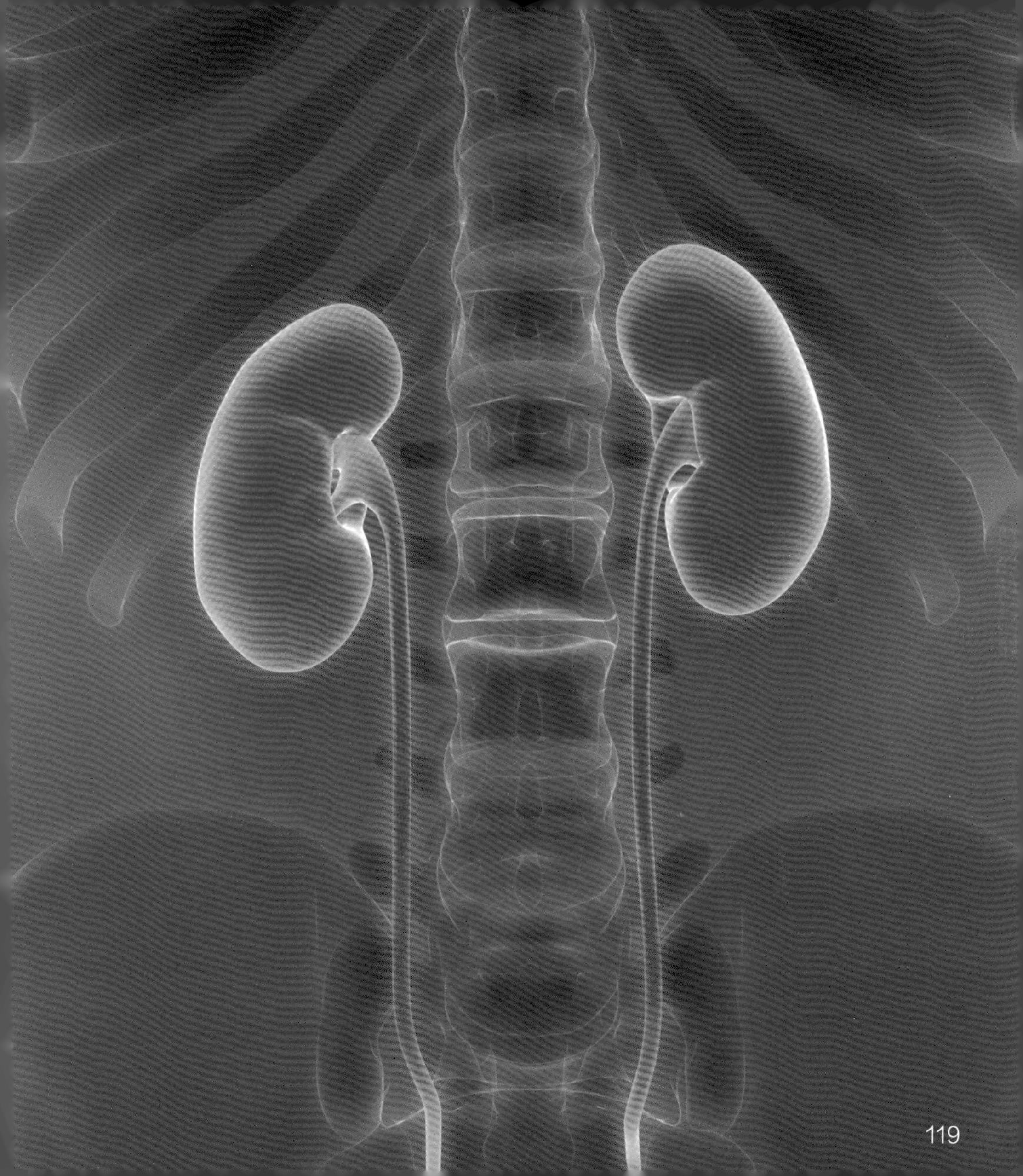

膀胱

膀胱是人体的储尿器官，其出口处有内括约肌和外括约肌两块肌肉。当尿液进入膀胱时，内、外括约肌是紧缩的，膀胱出口也被封闭。当尿液充满膀胱时，我们就会有尿意。大脑收到这个信号后，会发出指令让膀胱处的肌肉收缩，将尿液挤压至出口；内、外括约肌随之松弛，膀胱出口开放，尿液由此排出。

你知道吗？

婴儿还不会控制自己膀胱的外括约肌，这块肌肉处于松弛状态。当膀胱被尿液充满时，他们的内括约肌就会自动松弛，使尿液流出体外。差不多长到2岁，婴儿才能控制自己的外括约肌。

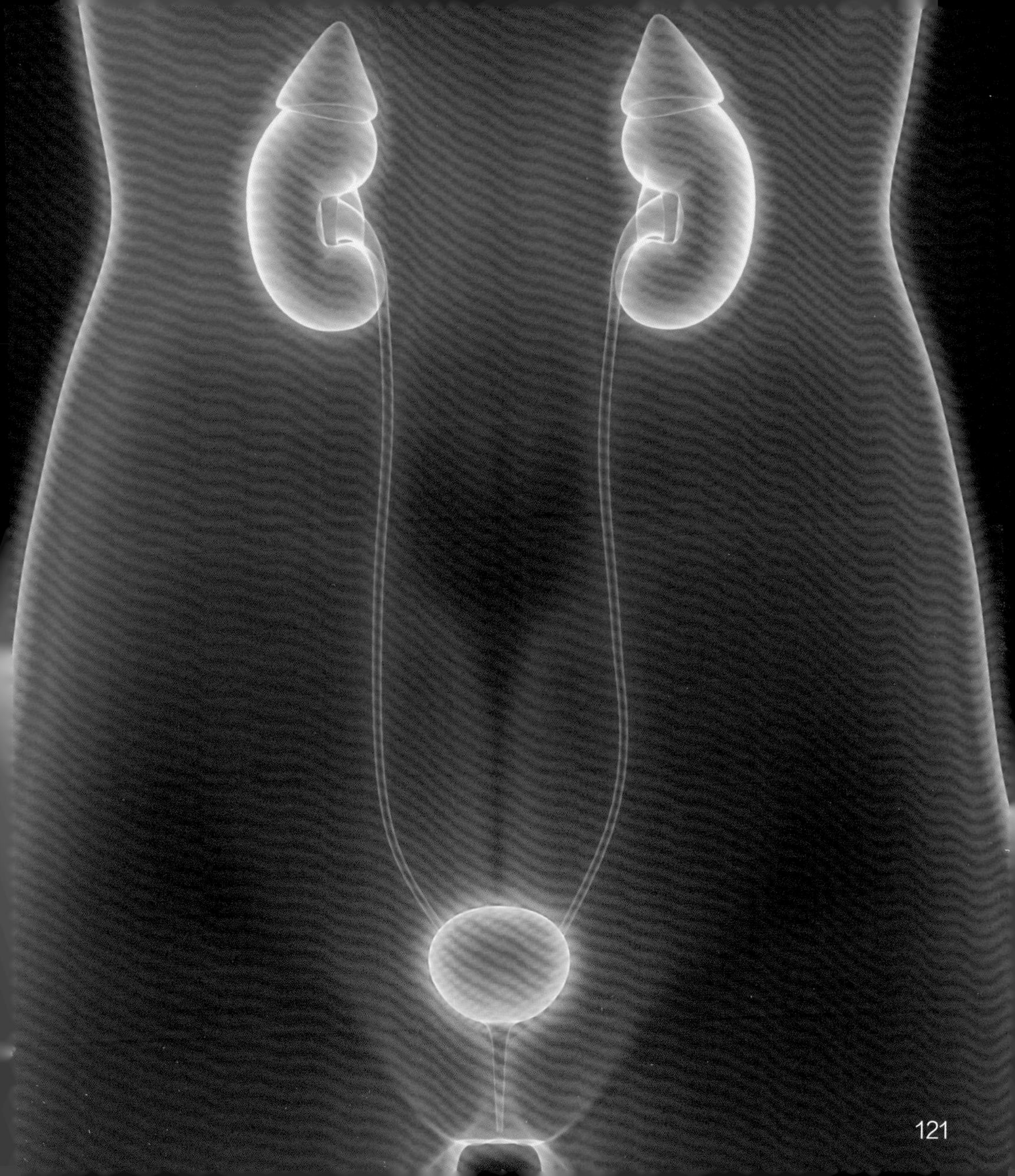

shēn tǐ lǐ de shuǐ

身体里的水

水对我们来说是性命攸关的物质，它的重要性仅次于氧气。在成年人体内，水占人体重量的60%～70%，儿童体内的水含量占比则高达80%。如果我们长时间不喝水，很快就会脱水。人体失水量达10%就会威胁健康，失水量达20%就可能有生命危险了。

你知道吗？

我们的身体吸收和排出的水分是均衡的。我们身体里的细胞可以通过化学反应产生一部分代谢水，其他所需水分则要从食物和日常饮水中获取。水分的排出则主要通过尿液、汗水、粪便及呼气。

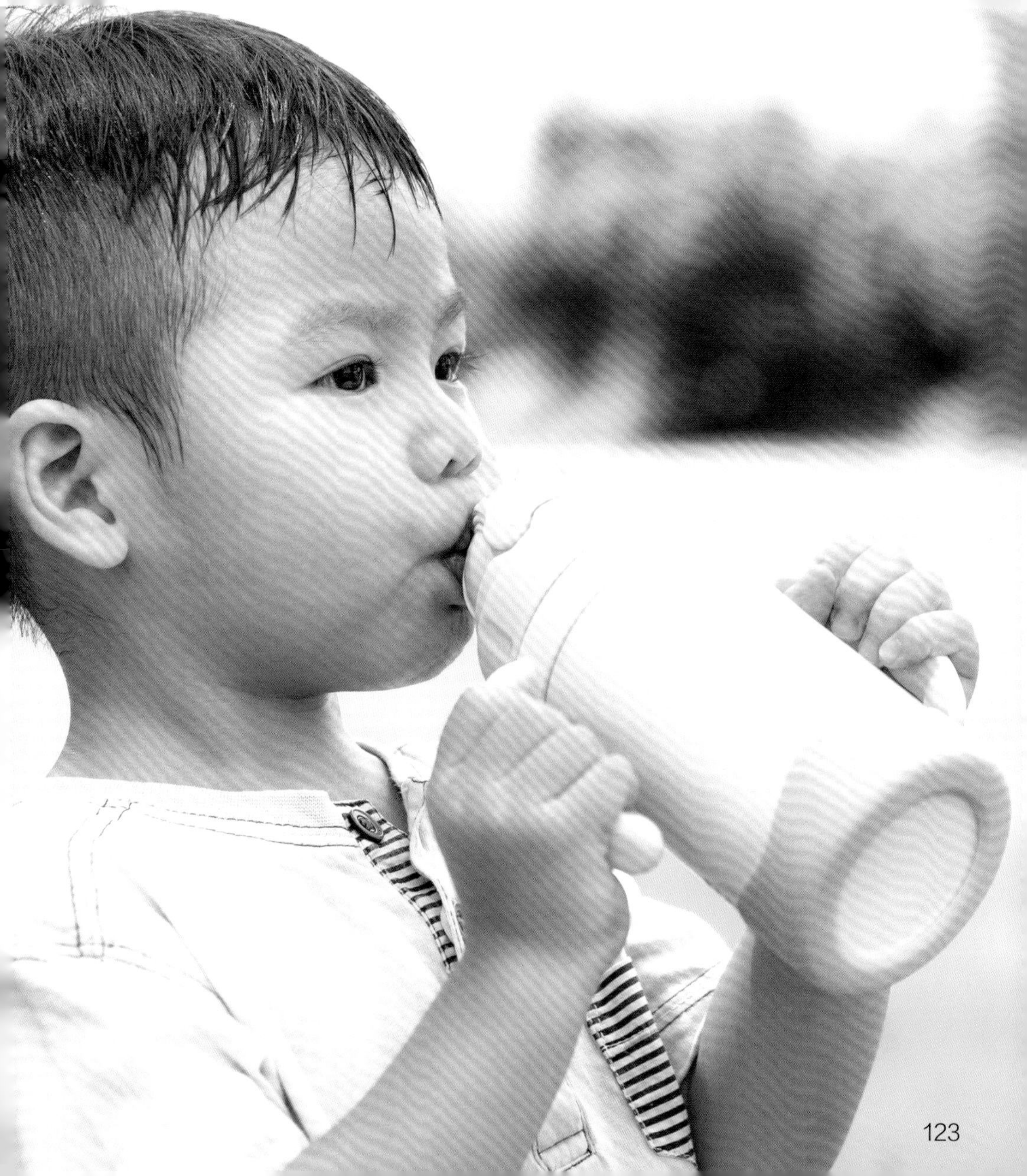

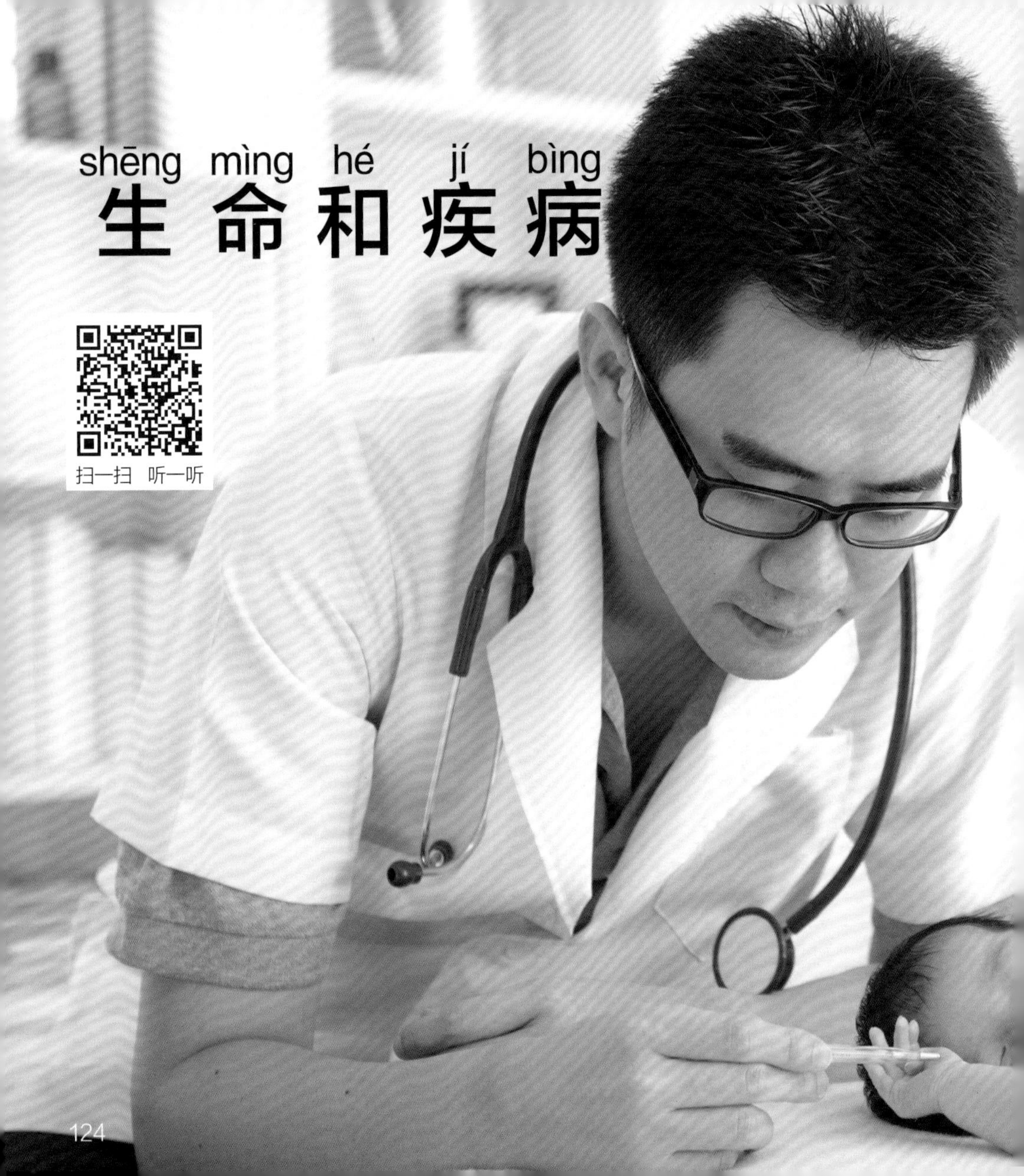

shēng mìng hé jí bìng
生命和疾病

扫一扫 听一听

wǒ men de shēng mìng shǐ yú yí gè wēi xiǎo de
我们的生命始于一个微小的
xì bāo suí zhe shí jiān de tuī yí zhè ge xì bāo
细胞，随着时间的推移，这个细胞
bú duàn shēng zhǎng fà yù zuì zhōng chéng wéi yí gè wán
不断生长发育，最终成为一个完
zhěng ér tǒng yī de shēng mìng tǐ zài wǒ men shēng zhǎng
整而统一的生命体。在我们生长
fā yù de guò chéng zhōng yì zhí dōu huì yǒu xì jūn
发育的过程中，一直都会有细菌、
bìng dú de qīn xí cóng ér dǎo zhì wǒ men shēng bìng
病毒的侵袭，从而导致我们生病。
měi dāng yù dào jí bìng de gōng jī shí wǒ men tǐ
每当遇到疾病的攻击时，我们体
nèi de gè gè qì guān hé zǔ zhī zǒng huì jié jìn quán
内的各个器官和组织总会竭尽全
lì jiāng jí bìng jī tuì
力将疾病击退。

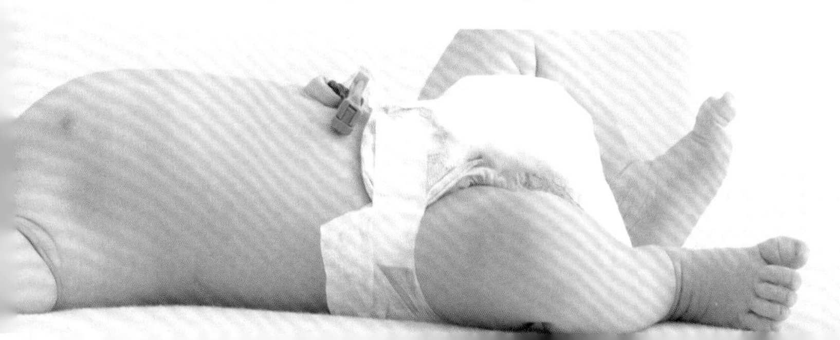

yùn yù shēng mìng
孕育生命

shēng mìng de yùn yù yī lài yú wǒ men tǐ nèi de shēng zhí xì
生命的孕育依赖于我们体内的生殖系
tǒng nán nǚ de shēng zhí xì tǒng jié gòu bù tóng gōng néng gè yì
统。男女的生殖系统结构不同，功能各异。
yùn yù shēng mìng de guò chéng xū yào nán nǚ shuāng fāng hé zuò cái néng wán
孕育生命的过程需要男女双方合作才能完
chéng shuāng fāng xū gè tí gōng yí gè xìng xì bāo nán fāng tí gōng
成。双方需各提供一个性细胞，男方提供
jīng zǐ nǚ fāng tí gōng luǎn zǐ dāng jīng zǐ yǔ luǎn zǐ xiāng yù
精子，女方提供卵子。当精子与卵子相遇
hòu huì jié hé bìng fā yù chéng shòu jīng luǎn shòu jīng luǎn huì jì
后，会结合并发育成受精卵；受精卵会继
xù fā yù chéng tāi ér tāi ér huì zài mǔ qīn tǐ nèi màn màn fā
续发育成胎儿；胎儿会在母亲体内慢慢发
yù chéng shú bìng zuì zhōng cóng mǔ qīn tǐ nèi fēn miǎn chū lái
育成熟，并最终从母亲体内分娩出来。

你知道吗？

数以百万计的精子从男方的阴茎进入女方的阴道，但只有少数精子能够到达输卵管。到达输卵管的精子会围绕着卵子，并想方设法穿过卵子坚韧的外层进入里面。最后，只有一个精子能成功进入，从而与卵子结合，发育成受精卵。

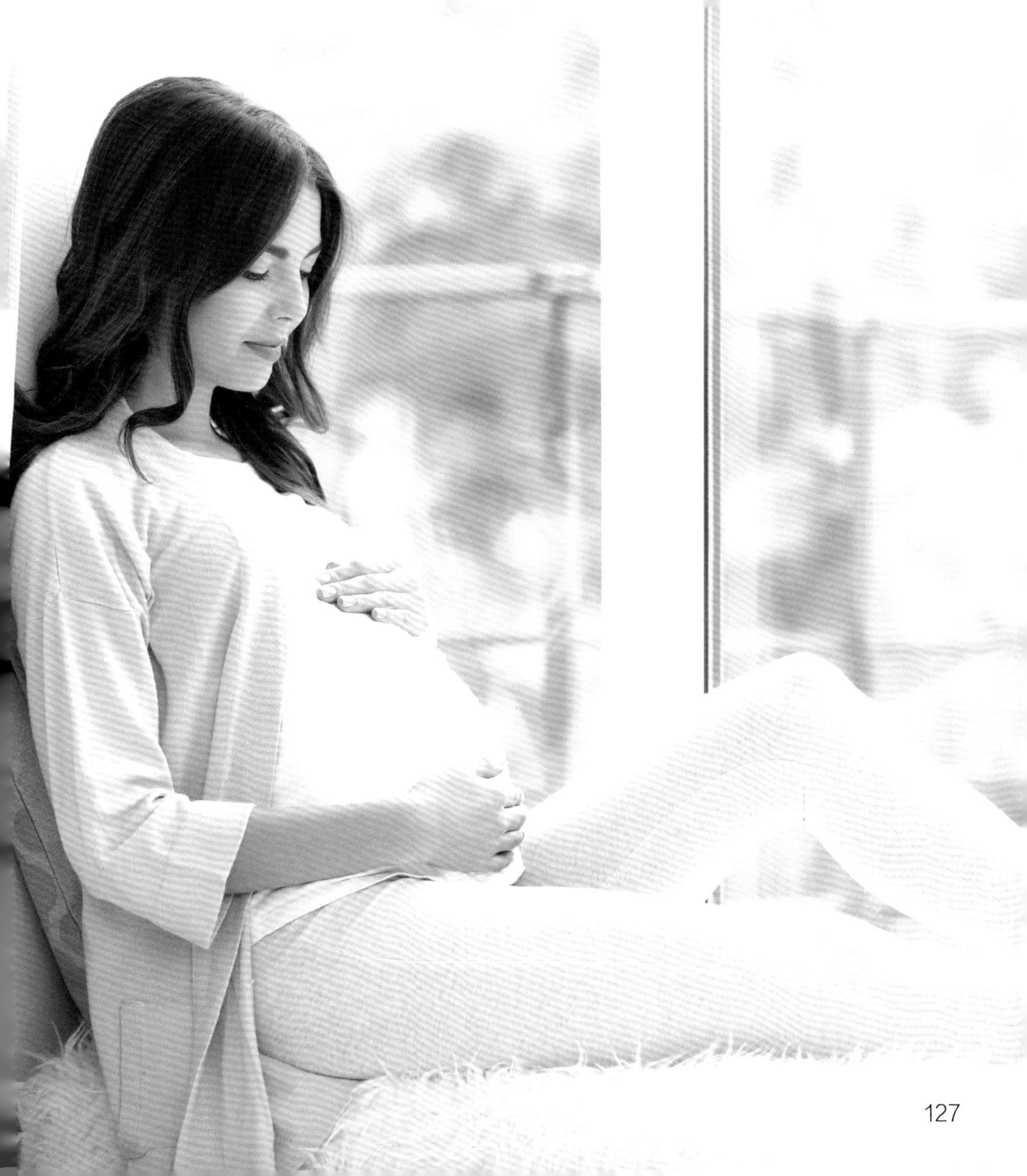

妊娠和分娩

妊娠是指从受孕到宝宝出生的生理过程，时间约280天。妊娠5周时，胚胎只有一粒豆子大小。妊娠11周时，胎儿已发育出手、脚及大大的脑袋。妊娠20周时，母体可以感觉到胎动。妊娠40周左右，胎儿已发育成熟。母亲的子宫壁会通过收缩将胎儿推出去，使胎儿从其产道生出来，这个过程就是分娩。

你知道吗？

胎儿在母亲子宫里时，其发育所需的各种物质都是通过脐带从母亲血液里获取的。胎儿产生的废物也由脐带送到母亲体内，然后通过母亲的代谢系统排出体外。

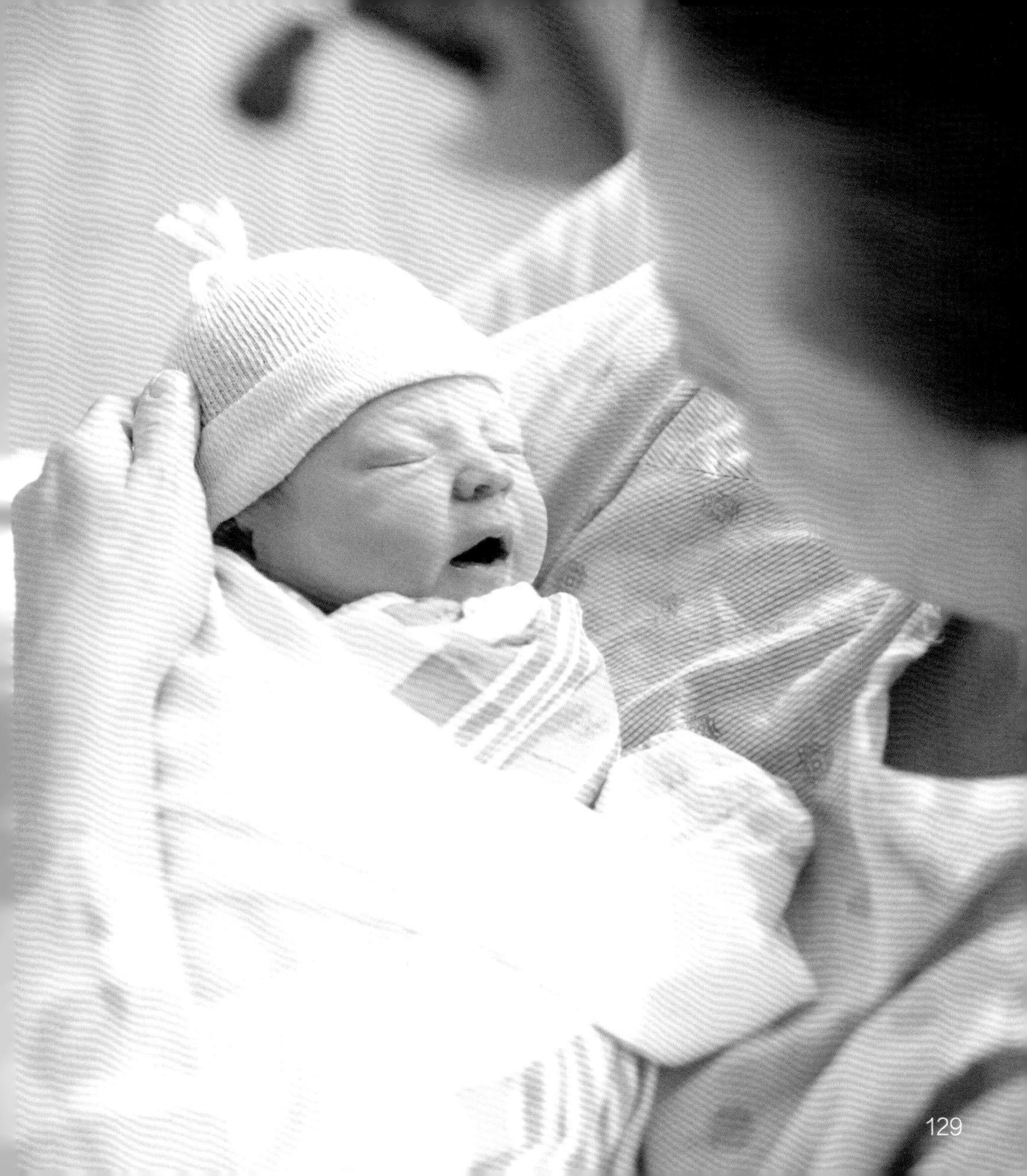

成长和衰老

从出生开始，我们的身体就在不停地发生变化，这个过程就是成长。婴儿期和儿童期是我们生长发育最快的时期，我们会在这一时期习得很多技巧和能力。青年期的我们慢慢发育成熟，步入成年。此时，我们开始进入社会，寻求自己的价值。随着年龄的增长，我们的头发会变得稀疏，皮肤发皱，肌肉发软，关节僵硬，这个过程就是衰老。

你知道吗？

衰老具有普遍性，包括人在内的所有生物体都会衰老。但同时，衰老也具有可干扰性，也就是说，外界条件可以加速或延缓衰老进程。例如，保持良好的膳食习惯和坚持合理的运动就可以延缓衰老。

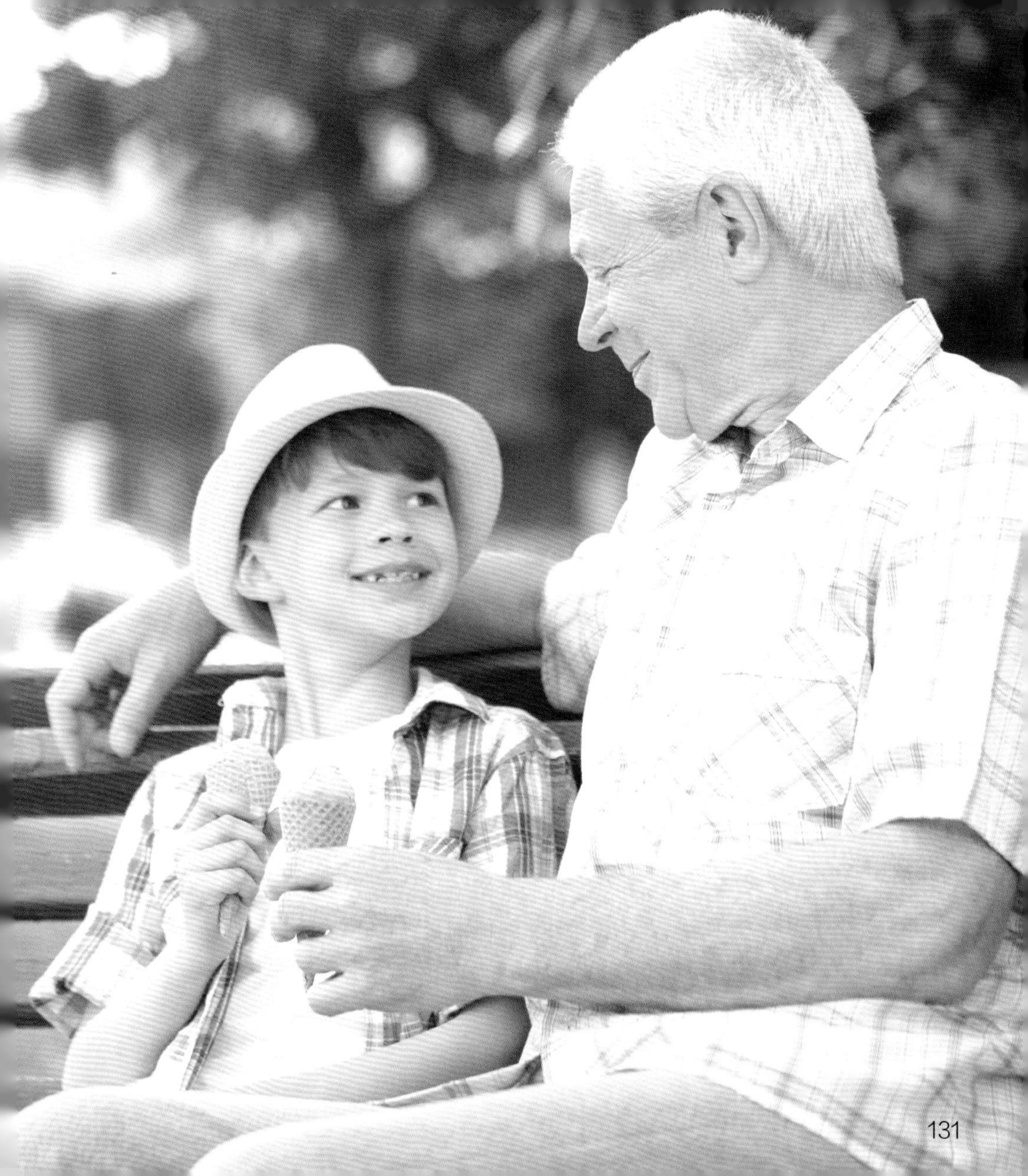

病毒和细菌

我们肉眼看不到的大部分微生物都是无害的，但也有一些有害的微生物会侵入我们身体，导致我们生病。这些有害的微生物叫作致病微生物，病毒是其中最微小的一类，可引起感冒、麻疹等疾病。细菌是自然界中分布最广、个体数量最多的有机体。侵入人体的有害细菌会通过释放毒素引起疾病，如破伤风、伤寒等。

你知道吗？

为了阻止病毒和细菌侵入，我们的身体有内、外两层屏障。外屏障有坚韧的皮肤、眼睛表面的结膜及口腔、鼻腔等表面的黏膜。内屏障是指咽喉、气管等内壁上排列紧密的细胞及唾液、胃酸等保护性液体。

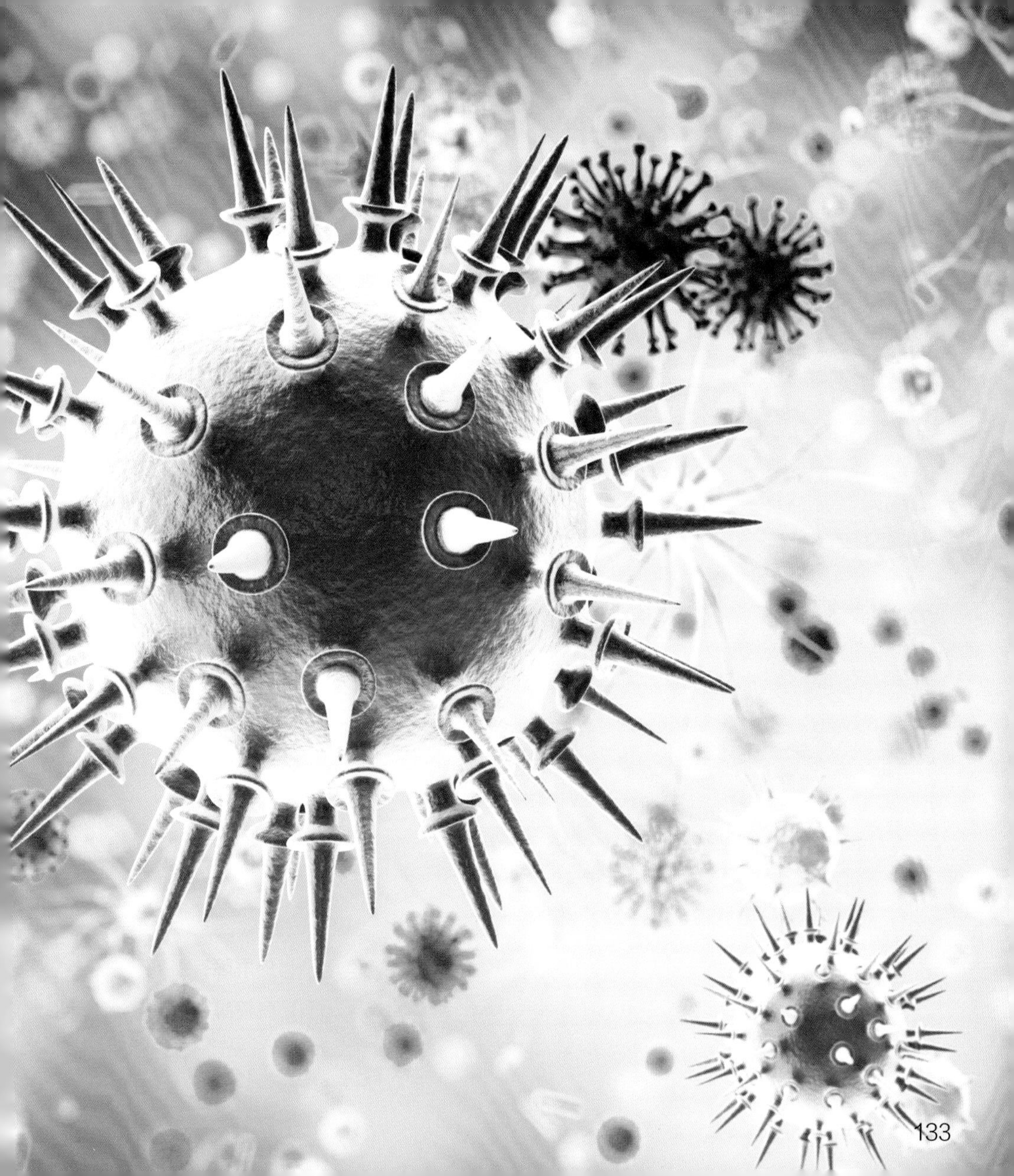

淋巴系统

淋巴系统跟血液循环系统一样，也是一个遍布全身的网状液体系统，是人体的防卫体系。由各种组织液渗入淋巴管后形成的液体，叫作淋巴液。这些淋巴液会顺着淋巴管流动，在其流动途中经过一些豆状的器官——淋巴结。淋巴结里充满淋巴细胞，它们可以识别出致病微生物，并将其消灭。

你知道吗？

淋巴细胞是白细胞的一种，而白细胞被称为身体的卫士。它们漂浮在血液或其他体液里，专注于寻找致病性病毒和细菌，并把它们消灭。有的白细胞还能找出导致癌症的癌变细胞，并将其消灭掉。

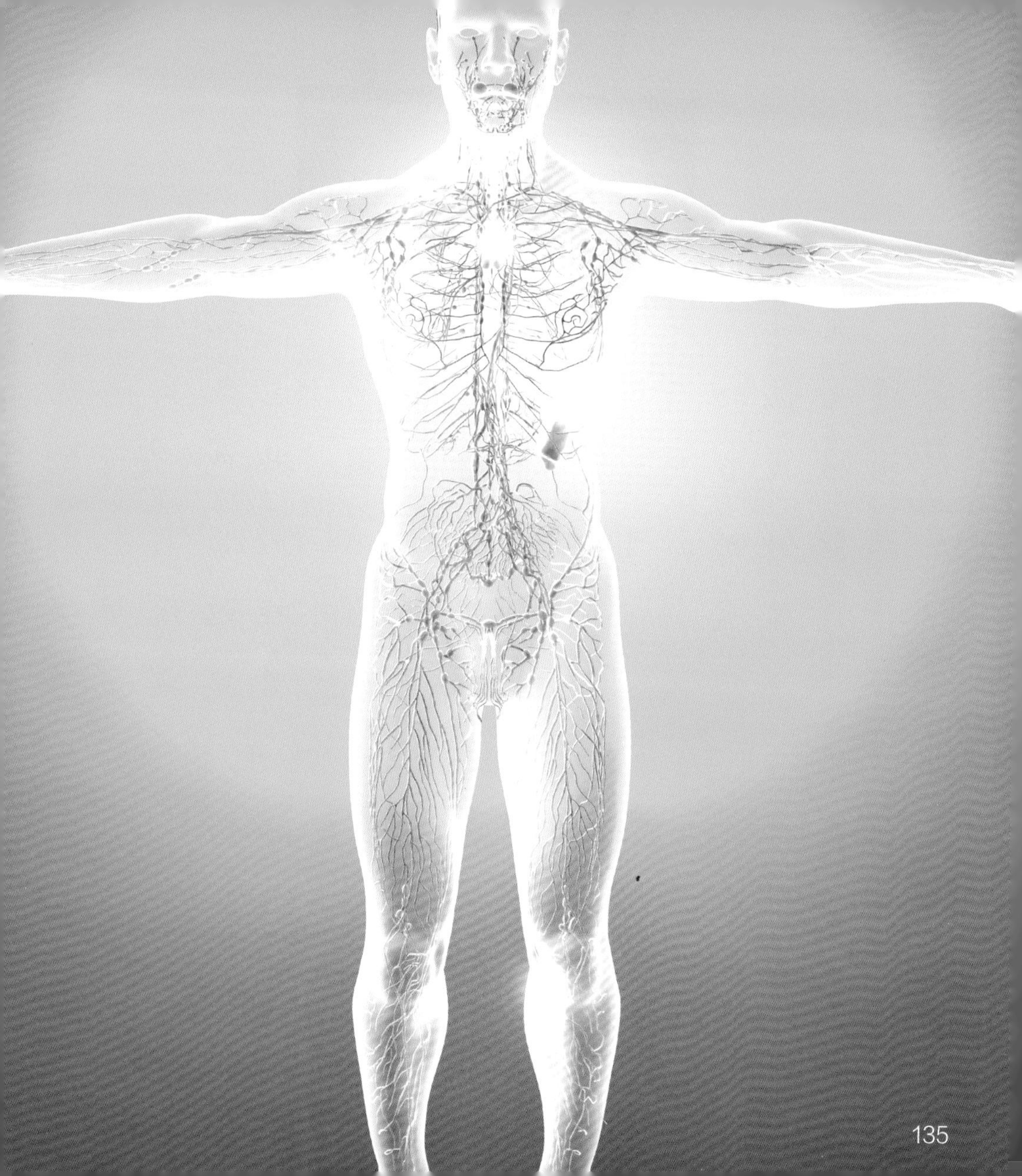

免疫系统

免疫系统是由免疫器官、免疫细胞和免疫活性物质三部分组成的。它们能够辨认出侵入我们体内的致病病毒和细菌，然后采取针对性的措施将其消灭。它们还能记住这些致病微生物，如果同样的致病微生物再次侵入我们体内，免疫系统就能够非常准确、迅速地做出反应，将之消灭。即我们对由此引起的疾病有了免疫力。

你知道吗？

通常我们只有被感染而又痊愈后，身体才能产生一定的免疫力。但也可以通过接种疫苗来获得免疫力。疫苗里含有经过改变的致病微生物，它们不会引起疾病，但仍可以激发我们体内的免疫系统，使我们获得相应的免疫力。

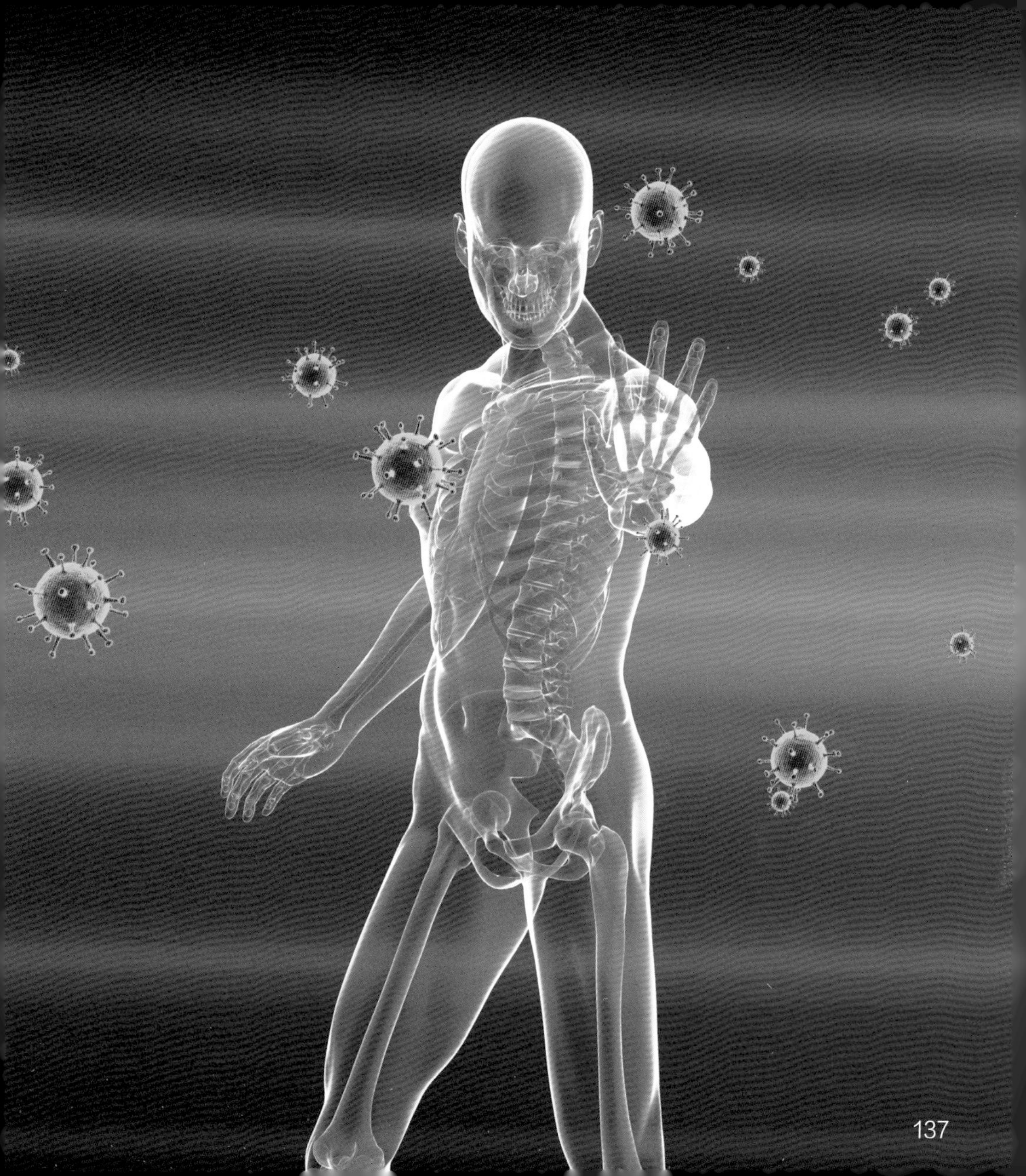

战胜病魔

当致病微生物侵入体内时，我们身体内的各个细胞就会奋起反抗。但有时仅靠我们自身的防御机制，并不一定能取得胜利，这时就需要医生的帮助了。首先，医生要对我们的身体进行检查，以诊断出我们得的是什么病，然后再采取针对性的治疗措施。例如，医生会指导我们进行药物治疗或者手术治疗。

你知道吗？

癌症是比较严重且治疗相对困难的一种疾病。因为癌细胞不仅扩散快，而且那些能够攻击癌细胞的药物有时也会损伤人体自身健康的细胞。这时通常采取放射疗法，即通过发射成束的强有力的放射线来杀灭癌细胞。

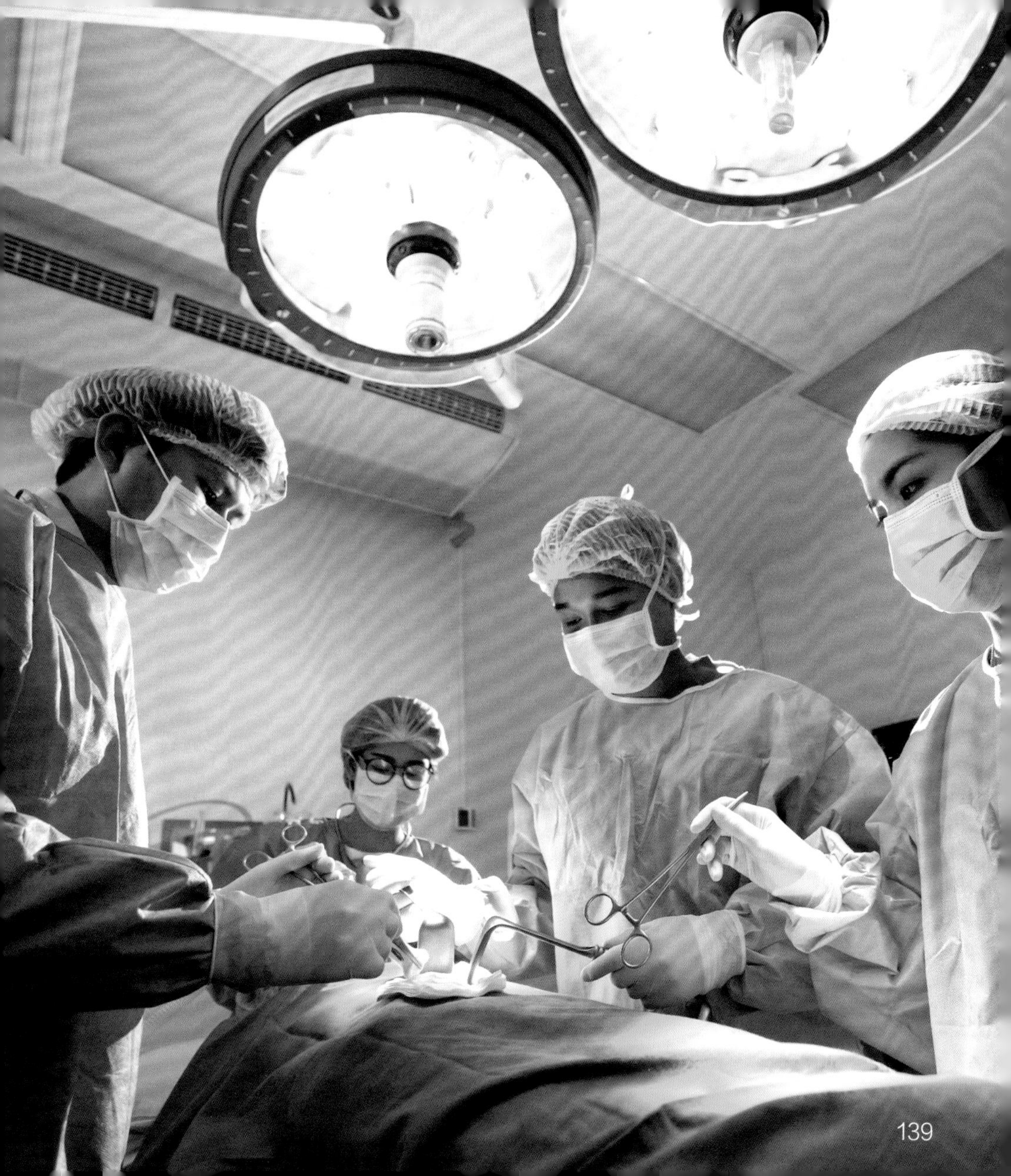

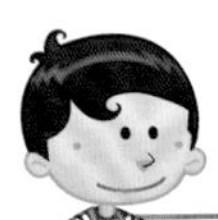

互动小课堂

读完这本《人体小百科》，你对自己的身体有了哪些了解呢？看一看下面这些图片，你知道它们的名字吗？它们在维持生命方面又起着什么样的作用呢？

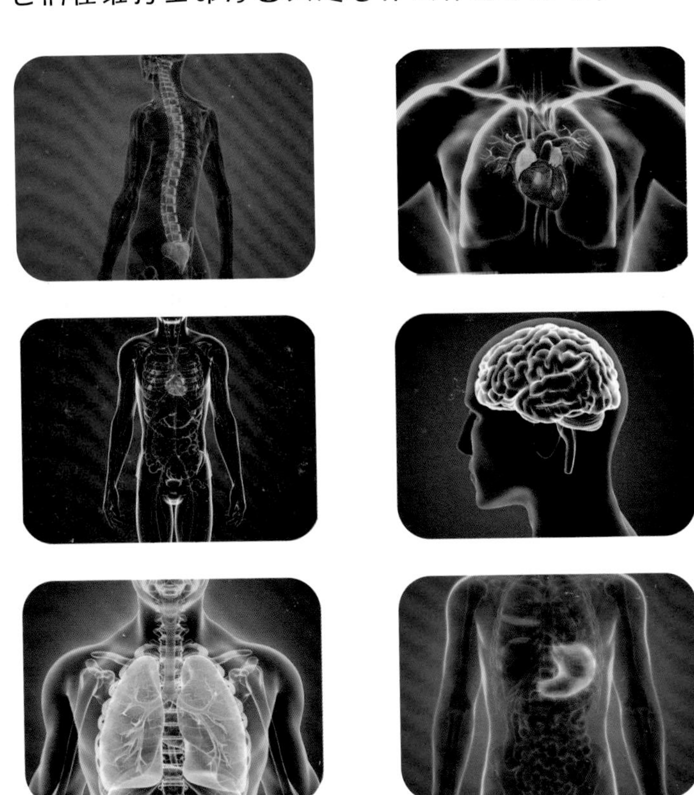